"十三五"国家食品和药品安全规划解读

国家食品药品监督管理总局规划财务司
国家食品药品监督管理总局新闻宣传司
中国健康传媒集团

/ 编制

中国医药科技出版社

内 容 提 要

国务院印发《"十三五"国家食品安全规划》和《"十三五"国家药品安全规划》，明确了"十三五"食品药品安全工作的指导思想、基本原则、发展目标，以及主要任务与保障措施。本书内容包含规划全文、图解和相关新闻报道，可供读者研读、学习。

图书在版编目（CIP）数据

"十三五"国家食品和药品安全规划解读 / 国家食品药品监督管理总局规划财务司，国家食品药品监督管理总局新闻宣传司，中国健康传媒集团编制 . — 北京：中国医药科技出版社，2017.3

ISBN 978-7-5067-9149-6

Ⅰ . ①十… Ⅱ . ①国… ②国… ③中… Ⅲ . ①食品安全 – 安全管理 – 中国 – 2016 – 2020 ②药品管理 – 安全管理 – 中国 – 2016 – 2020 Ⅳ . ① TS201.6 ② R954

中国版本图书馆 CIP 数据核字（2017）第 043809 号

美术编辑　陈君杞
版式设计　也　在

出版　中国医药科技出版社
地址　北京市海淀区文慧园北路甲 22 号
邮编　100082
电话　发行：010 – 62227427　邮购：010 – 62236938
网址　www.cmstp.com
规格　880 × 1230mm $^1/_{32}$
印张　3 $^3/_8$
字数　67 千字
版次　2017 年 3 月第 1 版
印次　2017 年 3 月第 1 次印刷
印刷　北京盛通印刷股份有限公司
经销　全国各地新华书店
书号　ISBN 978-7-5067-9149-6
定价　**15.00 元**

前　言

　　近日国务院常务会议通过了《"十三五"国家食品安全规划》和《"十三五"国家药品安全规划》(以下简称"两个规划")。"两个规划"是"十三五"国家重点专项规划,分别分析了食品药品安全的现状与形势,明确了"十三五"食品药品安全工作的指导思想、基本原则和发展目标,以及主要任务与保障措施,描绘了"十三五"期间食品药品安全工作蓝图,对接细化了《中华人民共和国国民经济和社会发展第十三个五年规划纲要》在食品药品安全监管领域的目标任务,吹响了为决胜全面小康提供食品药品安全保障的进军号角。

　　"十三五"是我国全面建成小康社会的决胜阶段,也是全面建立严密高效、社会共治的食品药品安全治理体系的关键时期,"两个规划"按照"五位一体"总体布局和"四个全面"战略布局,坚持创新、协调、绿色、开放、共享发展理念,全面实施食品药品安全战略,着力推进监管体制机制改革创新和依法治理,加快建成食品药品安全现代化治理体系,从而推动我国由制药大国向制药强国迈进,推进健康中国建设。

　　标准立则方向明,知之深则行之笃。"两个规划"最鲜明的特色，就是把习近平总书记提出的最严谨的标准、最严格的监管、最严厉的处罚、最严肃的问责（即"四个最严"）作为"十三五"时期食品药品安全工作的根本遵循、根本方法、根本目标和根本标准。"四个最严"标志着党对食品药品安全工作规律的认识达到一个新高度，指引我们对食品药品监管实践规律的探索达到一个新水平。贯穿于"两个规划"的一条红线，就是要把"四个最严"贯彻落实到食品药品安全工作的全过程、全方位、各方面，使之成为引领监管事业发展的"风向标"、推动治理体系现代化的"指挥棒"、检验工作成效的"试金石"。

"治国有常，而利民为本"。坚持以人民为中心，保障和服务民生，不断增强群众的获得感、安全感、幸福感，是"两个规划"的出发点和落脚点。实施"两个规划"关键在于抓好落实。没有落实，再好的目标、再好的蓝图，也只是镜中花、水中月。只要我们始终保持那么一股干劲、一种锐气，勇于攻坚，追求卓越，就一定能在决胜全面小康的伟业中谱写出食品药品安全工作的崭新篇章。

值此"两个规划"发布之际，我们特编印此册，以方便社会各界研读、学习"两个规划"，准确把握规划的精神实质和政策内涵，切实做好新形势下食品药品监管工作，确保把规划落到实处，让人民群众饮食用药安全真正无忧。

国家食品药品监督管理总局规划财务司
国家食品药品监督管理总局新闻宣传司
中国健康传媒集团
2017 年 2 月

目 录

相关新闻报道

"十三五"国家食品和药品安全规划

国务院关于
印发"十三五"国家食品安全规划和
"十三五"国家药品安全规划的通知

国发〔2017〕12号

各省、自治区、直辖市人民政府，国务院各部委、各直属机构：

现将《"十三五"国家食品安全规划》和《"十三五"国家药品安全规划》印发给你们，请认真贯彻执行。

国务院

2017年2月14日

（此件公开发布）

"十三五"国家食品安全规划

　　保障食品安全是建设健康中国、增进人民福祉的重要内容，是以人民为中心发展思想的具体体现。为实施好食品安全战略，加强食品安全治理，根据《中华人民共和国国民经济和社会发展第十三个五年规划纲要》，制定本规划。

一、现状和形势

　　"十二五"期间，各地区、各部门进一步加大工作力度，食品安全形势总体稳定向好，人民群众饮食安全得到切实保障。

　　（一）食品产业快速发展。到"十二五"末，全国获得许可证的食品生产企业13.5万家、流通企业819万家、餐饮服务企业348万家；规模以上食品工业企业主营业务收入11.35万亿元，年均递增12.5%。进出口食品贸易额增长23.9%。

　　（二）监管力度持续加大。无公害农产品种植面积增加2000万亩。查处食品安全违法案件95.8万起，侦破食品安全犯罪案件8万余起。2015年国家食品安全监督抽检17.2万批次，合格率为96.8%。进出口食品安全水平持续稳定。实行"明厨亮灶"的餐饮服务企业41.8万家，实行量化分级管理的餐饮服务企业275万家。在100个城市开展餐厨废弃物资源化利用和无害化处理试点。

　　（三）支撑保障能力稳步加强。实施食品安全检（监）测能力建设项目，安排中央基建投资 184.5 亿元。食品安全科技创新体系逐步完善。食品监测覆盖范围不断扩大，食源性疾病监测网络哨点医院达 3883 家，食品污染物和有害因素监测点达 2656 个。成立了国家食品安全风险评估中心，建立了 100 家农产品质量安全风险评估实验室。

（四）监管体制不断完善。国务院成立食品安全委员会，组建食品药品监管总局，各级政府普遍建立了食品安全综合协调机制并明确办事机构，统一权威监管体制建设取得显著进展。

（五）法律法规标准体系进一步健全。修订食品安全法、兽药管理条例等 10 部法律法规，制修订 20 余部食品安全部门规章，6 个省（区、市）出台了食品生产加工小作坊和食品摊贩管理地方性法规。最高人民法院、最高人民检察院出台关于办理危害食品安全刑事案件适用法律若干问题的解释，最高人民法院出台审理食品药品纠纷案件适用法律若干问题的规定。国家卫生计生委清理食品标准 5000 项，整合 400 项，发布新的食品安全国家标准 926 项、合计指标 1.4 万余项。农业部新发布农药残留限量指标 2800 项，清理 413 项农药残留检验方法。

（六）社会共治格局初步形成。连续 5 年举办"全国食品安全宣传周"活动，累计覆盖 7 亿多人次。食品生产经营者诚信守法意识、公众食品安全意识和社会参与度进一步提高。开通"12331"全国食品药品投诉举报电话，推行有奖举报制度。开展食品安全信用体系建设试点，获得诚信管理体系评价证书的食品企业 600 余家，婴幼儿配方乳粉企业全部建立诚信管理体系。

在肯定成绩的同时，必须清醒认识到，我国仍处于食品安全风险隐患凸显和食品安全事件集中爆发期，食品安全形势依然严峻。一是源头污染问题突出。一些地方工业"三废"违规排放导致农业生产环境污染，农业投入品使用不当、非法添加和制假售假等问题依然存在，农药兽药残留和添加剂滥用仍是食品安全的最大风险。二是食品产业基础薄弱。食品生产经营企业多、小、散，全国1180万家获得许可证的食品生产经营企业中，绝大部分为10人以下小企业。企业诚信观念和质量安全意识普遍不强，主体责任尚未完全落实。互联网食品销售迅猛增长带来了新的风险和挑战。三是食品安全标准与发达国家和国际食品法典标准尚有差距。食品安全标准基础研究滞后，科学性和实用性有待提高，部分农药兽药残留等相关标准缺失、检验方法不配套。四是监管能力尚难适应需要。监管体制机制仍需完善，法规制度仍需进一步健全，监管队伍特别是专业技术人员短缺，打击食品安全犯罪的专业力量严重不足，监管手段、技术支撑等仍需加强，风险监测和评估技术水平亟待提升。

"十三五"时期是全面建成小康社会的决胜阶段，也是全面建立严密高效、社会共治的食品安全治理体系的关键时期。尊重食品安全客观规律，坚持源头治理、标本兼治，确保人民群众"舌尖上的安全"，是全面建成小康社会的客观需要，是公共安全体系建设的重要内容，必须下大力气抓紧抓好。

二、总体要求

（一）指导思想。

全面贯彻党的十八大和十八届三中、四中、五中、六中全会精神，以马克思列宁主义、毛泽东思想、邓小平理论、"三个代表"重要思想、科学发展观为指导，深入贯彻习近平总书记系列重要讲话精神，认真落实党中央、国务院决策部署，紧紧围绕统筹推进"五位一体"总体布局和协调推进"四个全面"战略布局，牢固树立和贯彻落实创新、协调、绿色、开放、共享的发展理念，坚持最严谨的标准、最严格的监管、最严厉的处罚、最严肃的问责，全面实施食品安全战略，着力推进监管体制机制改革创新和依法治理，着力解决人民群众反映强烈的突出问题，推动食品安全现代化治理体系建设，促进食品产业发展，推进健康中国建设。

（二）基本原则。

1. **预防为主。** 坚持关口前移，全面排查、及时发现处置苗头性、倾向性问题，严把食品安全的源头关、生产关、流通关、入口关，坚决守住不发生系统性区域性食品安全风险的底线。

2. **风险管理。** 树立风险防范意识，强化风险评估、监测、预警和风险交流，建立健全以风险分析为基础的科学监管制度，严防严管严控风险隐患，确保监管跑在风险前面。

3. **全程控制。** 严格实施从农田到餐桌全链条监管，建立健全覆盖全程的监管制度、覆盖所有食品类型的安全标准、覆盖各类生产经营行为的良好操作规范，全面推进食品安全监管法治化、标准化、专业化、信息化建设。

4. **社会共治。** 全面落实企业食品安全主体责任，严格落实地方政府属地管理责任和有关部门监管责任。充分发挥市场机制作用，鼓励和调动社会力量广泛参与，加快形成企业自律、政府监管、社会协同、公众参与的食品安全社会共治格局。

（三）发展目标。

到 2020 年，食品安全治理能力、食品安全水平、食品产业发展水平和人民群众满意度明显提升。主要实现以下目标：

1. 食品安全抽检覆盖全部食品类别、品种。国家统一安排计划、各地区各有关部门分别组织实施的食品检验量达到每年 4 份 / 千人。其中，各省（区、市）组织的主要针对农药兽药残留的食品检验量不低于每年 2 份 / 千人。

2. 农业源头污染得到有效治理。主要农作物病虫害绿色防控覆盖率达到 30% 以上，农药利用率达到 40% 以上，主要农产品质量安全监测总体合格率达到 97% 以上。

3. 食品安全现场检查全面加强。职业化检查员队伍基本建成，实现执法程序和执法文书标准化、规范化。对食品生产经营者每年至少检查 1 次。实施网格化管理，县、乡级全部完成食品安全网格划定。

4. 食品安全标准更加完善。制修订不少于 300 项食品安全国家标准，制修订、评估转化农药残留限量指标 6600 余项、兽药残留限量指标 270 余项。产品标准覆盖包括农产品和特殊人群膳食食品在内的所有日常消费食品，限量标准覆盖所有批准使用的农药兽药和相关农产品，检测方法逐步覆盖所有限量标准。

5. 食品安全监管和技术支撑能力得到明显提升。实现各级监管队伍装备配备标准化。各级食品安全检验检测能力达到国家建设标准，进出口食品检验检测能力保持国际水平。

三、主要任务

（一）全面落实企业主体责任。

食品生产经营者应当严格落实法定责任和义务。遵守相关法律法规和标准，采取多种措施，确保生产过程整洁卫生并符合有关标准规范，确保生产经营各环节数据信息采集留存真实、可靠、可溯源。建立健全食品安全管理制度，配备食品安全管理人员。主动监测已上市产品质量安全状况，及时报告风险隐患，依法召回、处置不符合标准或存在安全隐患的食品。

开展食品安全师制度试点。鼓励食品生产经营企业建设规模化原辅材料和食品加工、配送基地，加强供应链管理，发展连锁经营、集中采购、标准化生产、统一配送等现代经营方式。加强冷链物流基础设施建设，提升冷链物流管理标准和管理水平。鼓励企业按照良好生产经营规范组织生产，实施危害分析和关键控制点体系、良好生产规范、食品安全管理体系、食品防护计划等自愿性质量管理规范，通过相关认证的可以在其产品包装上予以标识。鼓励和支持食品生产经营小作坊、小摊贩、小餐饮改善生产经营条件。加强食品品牌建设。

（二）加快食品安全标准与国际接轨。

建立最严谨的食品安全标准体系。加快制修订产业发展和监管急需的食品基础标准、产品标准、配套检验方法标准、生产经营卫生规范等。加快制修订重金属、农药残留、兽药残留等食品安全标准。密切跟踪国际标准发展更新情况，整合现有资源建立覆盖国际食品法典及有关发达国家食品安全标准、技术法规的数据库，开展国际食品安全标准比较研究。加强标准跟踪评价和宣传贯彻培训。鼓励食品生产企业制定严于食品安全国家标准、地方标准的企业标准，鼓励行业协会制定严于食品安全国家标准的团体标准。依托现有资源，建立食品安全标准网上公开和查询平台，公布所有食品安全国家标准及其他相关标准。整合建设监测抽检数据库和食品毒理学数据库，提升标准基础研究水平。将形成技术标准作为组织实施相关科研项目的重要目标之一，并列入食品科研重要考核指标，相关成果可以作为专业技术资格评审依据。

专栏 1　食品安全国家标准提高行动计划

（一）制修订食品安全国家标准。

制修订不少于 300 项食品安全国家标准，加快生产经营卫生规范、检验方法等标准制定。制修订农药残留限量指标 3987 项，评估转化农药残留限量指标 2702 项，清理、修订农药残留检验方法 413 项，研究制定农药残留国家标准技术规范 7 项，建立农业残留基础数据库 1 个。制定食品中兽药最大残留限量标准，完成 31 种兽药 272 项限量指标以及 63 项兽药残留检测方法标准制定。

（二）加强食品安全国家标准专业技术机构能力建设。

依托国家和重点省份食品安全技术机构，设立若干标准研制核心实验室。

（三）完善法律法规制度。

加快构建以食品安全法为核心的食品安全法律法规体系。修订农产品质量安全法、食品安全法实施条例、农药管理条例、乳品质量安全监督管理条例。推进土壤污染防治法、粮食法、肥料管理条例等立法进程。推动各地加快食品生产加工小作坊和食品摊贩管理等地方性法规规章制修订。制修订食品标识管理、食品安全事件调查处理、食品安全信息公布、食品安全全程追溯、学校食堂食品安全监督管理等配套规章制度。完善国境口岸食品安全规章制度。

（四）严格源头治理。

深入开展农药兽药残留、重金属污染综合治理。开展化肥农药使用量零增长行动，全面推广测土配方施肥、农药精准高效施用。加快高效、低毒、低残留农药新品种研发和推广，实施高毒、高残留农药替代行动。实施兽用抗菌药治理行动，逐步淘汰无残留限量标准和残留检测方法标准的兽药及其制剂。严格落实农药兽药登记和安全使用制度，推行高毒农药定点经营和实名购买制度。推进重金属污染源头治理，摸清土壤污染分布情况，开展污染耕地分级分类治理。

提高农业标准化水平。实施农业标准化推广工程，推广良好农业规范。继续推进农业标准化示范区、园艺作物标准园、标准化规模养殖场（小区）、水产健康养殖场建设。支持良好农业规范认证品牌农产品发展，提高安全优质品牌农产品比重。建立健全畜禽屠宰管理制度，加快推进病死畜禽无害化处理与养殖业保险联动机制建设，加强病死畜禽、屠宰废弃物无害化处理和资源化利用。加强粮食质量安全监测与监管，推动建立重金属等超标粮食处置长效机制。推动农产品生产者积极参与国家农产品质量安全追溯管理信息平台运行。开展肉类、蔬菜等产品追溯体系建设的地区要加快建立高效运行长效机制。

专栏 2　食用农产品源头治理工程

（一）农药残留治理工程。

主要农作物病虫害绿色防控覆盖率达到 30% 以上，专业化统防统治覆盖率达到 40% 以上，农药利用率达到 40% 以上。

专栏2　食用农产品源头治理工程

（二）兽药残留治理工程。

新研发和推广低毒、低残留新兽药产品100种，淘汰高风险兽药产品100种。动物产品兽药残留合格率保持在97%以上。

（三）测土配方施肥推广工程。

测土配方施肥技术覆盖率达到90%以上，畜禽粪便养分还田率达到60%以上，水肥一体化技术推广面积达到1.5亿亩，机械施肥面积占主要农作物种植面积的40%以上，主要农作物化肥利用率达到40%以上。

（四）农业标准化推广工程。

标准化生产示范园（场）全部通过"三品一标"（无公害农产品、绿色食品、有机农产品和农产品地理标志）认证登记，有机农产品种植基地面积达到300万公顷，绿色食品种植基地面积达到1200万公顷。

（五）农产品质量安全保障工程。

完善国家农产品质量安全追溯管理信息平台，健全农产品质量安全监管体系，提高基层监管能力。

（五）严格过程监管。

严把食品生产经营许可关。对食品（含食品添加剂）生产、直接接触食品的包装材料等具有较高风险的相关产品、食品经营（不含销售食用农产品）依法严格实施许可管理。深化"放管服"改革，优化许可流程，提高审批效率。整合现有资源，建立全国统一的食品生产经营许可信息公示系统。落实地方政府尤其是县级政府责任，实施餐饮业质量安全提升工程。获得许可证的餐饮服务单位全面推行"明厨亮灶"。推进餐厨废弃物资源化利用和无害化处理试点城市建设。

严格生产经营环节现场检查。食品生产经营企业应当认真履行法定义务，严格遵守许可条件和相关行为规范。科学划分食品生产经营风险等级，加强对高风险食品生产经营企业的监督检查。科学制定国家、省、市、县级食品检查计划，确定检查项目和频次。国务院食品安全监管有关部门负责建立和完善食品生产经营监督检查制度和技术规范，依据职责监督抽查大型食品生产经营企业；省级食品安全监管部门负责制定本省（区、市）年度监督管理计划，抽查本行政区域内大型食品生产经营企业，督导核查市、县级监督管理工作；市、县级食品安全监管部门负责日常监督检查，在全覆盖基础上按照"双随机、一公开"原则开展日常检查。现场检查应按照年度监督检查计划进行，覆盖所有生产经营者，重点检查农村、学校、幼儿园等重点区域，小作坊、小摊贩、小餐饮等重点对象，冷链贮运等重点环节，以及中高风险食品生产经营者。大力推进学校食堂、幼儿园食堂实时监控工作。

严格特殊食品监管。推进保健食品注册与备案制改革，完善保健食品保健功能目录，科学调整功能表述。制定保健食品原料目录、可用和禁用于保健食品物品名单。严厉打击保健食品虚假宣传、商业欺诈、诱骗消费者购买等违法行为。严格特殊医学用途配方食品、婴幼儿配方乳粉产品配方注册管理。

严格网格化监管。科学划定县、乡级行政区域内食品安全网格，合理配备监管协管力量，做到"定格、定岗、定员、定责"。

建立健全责任包干、信息管理、上下联动、社会协作、协调处理、宣传引导、考核评价等制度，有效消除各类风险隐患。到"十三五"末，县、乡级100%完成食品安全网格划定。

严格互联网食品经营、网络订餐等新业态监管。加强互联网食品经营网上监测能力建设。落实网络平台食品经营资质审核责任，完善网上交易在线投诉和售后维权机制。

严格食品相关产品监管。通过安全评估确定风险等级，对高风险的食品相关产品实施生产许可，逐步形成以监督检查为手段，以风险监测和抽样检验为验证的事中事后监管体系。

严格进出口食品安全监管。实施进口食品安全放心工程，强化口岸检验检疫。实施进出口食品安全风险预警和进出口企业信誉记录制度，建立风险预警平台，大力加强境外体系检查。完善进出口食品质量安全检验检测，制定进口食品安全监督抽检计划和风险监测计划。严格实施进口食品境外生产企业注册。加强跨境电子商务进口食品检验检疫监管。

推动特色食品加工示范基地建设。在原料资源丰富地区，选择一批地方特色突出的食品产业园区，以知名品牌和龙头企业为引领，开展集食品研发创新、检测认证、包装印刷、冷链物流、人才培训、工业旅游、集中供热、污水集中处理等于一体的现代食品工业基地建设示范，提高基础设施和公共服务水平，开展集中监管，发挥示范引领作用，带动食品产业转型升级和食品质量安全管理水平整体提升。

（六）强化抽样检验。

食品安全抽样检验覆盖所有食品类别、品种，突出对食品中农药兽药残留的抽检。科学制定国家、省、市、县级抽检计划。

国务院食品安全监管有关部门主要承担规模以上或产品占市场份额较大食品生产企业的产品抽检任务，省级食品安全监管部门主要承担本行政区域内所有获得许可证的食品生产企业的产品抽检任务，市、县级食品安全监管部门主要承担本行政区域内具有一定规模的市场销售的蔬菜、水果、畜禽肉、鲜蛋、水产品农药兽药残留抽检任务以及小企业、小作坊和餐饮单位抽检任务。市、县级食品安全监管部门要全面掌握本地农药兽药使用品种、数量，特别是各类食用农产品种植、养殖过程中农药兽药使用情况，制定的年度抽检计划和按月实施的抽检样本数量要能够覆盖全部当地生产销售的蔬菜、水果、畜禽肉、鲜蛋和水产品，每个品种抽样不少于 20 个，抽样检验结果及时向社会公开。将食品安全抽检情况列为食品安全工作考核的重点内容。

专栏3　食品安全监管行动计划

（一）食品安全监督抽检工程。

到 2020 年，国家统一安排计划、各地区各有关部门分别组织实施的食品检验量达到每年 4 份／千人。其中，各省（区、市）组织的主要针对农药兽药残留的食品检验量不低于每年 2 份／千人。探索开展国家食品安全评价性抽检工作。

（二）特殊食品审评能力建设。

加强特殊食品审评工作，加强专职审评员队伍建设，依法按时完成保健食品、特殊医学用途配方食品和婴幼儿配方乳粉产品配方技术审评任务。

专栏 3　食品安全监管行动计划

（三）进出口食品安全监管提升计划。

对 50 个主要对我国出口食品的国家（地区）开展食品安全体系评估和回顾性检查。严格实施进口食品监督抽检，监督抽检产品种类实现全覆盖。建设 20 个进口食品进境检验检疫指定口岸。新建 100 个国家级出口食品安全示范区。

（四）餐饮业质量安全提升工程。

推进餐饮业实施餐饮服务食品安全操作规范，加强餐饮食品安全员考核，完善餐饮服务食品安全标准。落实地方政府尤其是县级政府责任，实现餐饮食品安全监管全覆盖。

（七）严厉处罚违法违规行为。

整治食品安全突出隐患及行业共性问题。重点治理超范围超限量使用食品添加剂、使用工业明胶生产食品、使用工业酒精生产酒类食品、使用工业硫磺熏蒸食物、违法使用瘦肉精、食品制作过程违法添加罂粟壳等物质、水产品违法添加孔雀石绿等禁用物质、生产经营企业虚假标注生产日期和保质期、用回收食品作为原料生产食品、保健食品标签宣传欺诈等危害食品安全的"潜规则"和相关违法行为。完善食品中可能违法添加的非食用物质名单、国家禁用和限用农药名录、食用动物禁用的兽药及其他化合物清单，研究破解"潜规则"的检验方法。

整合食品安全监管、稽查、检查队伍，建立以检查为统领，集风险防范、案件调查、行政处罚、案件移送于一体的工作体系。各级公安机关进一步加强打击食品安全犯罪的专业力量建设，强化办案保障。加强行政执法与刑事司法的衔接，建立证据互认、证据转换、法律适用、涉案食品检验认定与处置等协作配合机制。推动出台食品安全违法行为处罚到人的法律措施。完善政法委牵头、政法部门和监管部门共同参与的协调机制。

（八）提升技术支撑能力。

提升风险监测和风险评估等能力。全面加强食源性疾病、食品污染物、食品中有毒物质监测，强化监测数据质量控制，建立监测数据共享机制。完善食品安全风险评估体系，通过综合分析监测数据及时评估并发现风险。建立食品安全和农产品质量安全风险评估协调机制，将"米袋子""菜篮子"主要产品纳入监测评估范围。食品污染物和有害因素监测网络覆盖所有县级行政区域并延伸到乡镇和农村，食源性疾病监测报告系统覆盖各级各类医疗机构。

健全风险交流制度。按照科学、客观、及时、公开的原则，定期组织食品生产经营者、食品检验机构、认证机构、食品行业协会、消费者协会以及新闻媒体等，就食品安全风险评估信息和食品安全监督管理信息进行交流沟通。规范食品安全信息发布机制和制度。建立国家、省、市、县四级食品安全社会公众风险认知调查体系和国家、省、市三级风险交流专家支持体系。鼓励大型食品生产经营企业参与风险交流。

专栏4　风险监测预警、评估能力提升项目

（一）食品安全风险监测能力。

依托现有资源建设风险监测区域重点实验室和省级参比实验室。进一步完善国家食源性疾病监测系统，建立覆盖全部医疗机构并延伸到农村的食源性疾病监测报告网络。依托现有资源构建地方各级食源性疾病监测溯源平台。建立覆盖全国的食品安全风险预警系统和重点食品品种风险预警模型。建立健全覆盖主要贸易国家（地区）的进出口食品安全信息监测网络和进出口食品安全数据库。

（二）食品安全风险评估能力。

建立国家农产品质量安全风险评估实验室。加快国家食品安全风险评估中心分中心建设，建设风险评估区域重点实验室。实施食物消费量调查、总膳食和毒理学研究计划。建立完善国家食品安全风险评估基础数据库。构建进出口食品安全风险评估分级模型。

加快建设食品安全检验检测体系。构建国家、省、市、县四级食品安全检验检测体系。国家级检验机构具备较强的技术性研究、技术创新、仲裁检验、复检能力和国际合作能力；省级检验机构能够完成相应的法定检验、监督检验、执法检验、应急检验等任务，具备一定的科研能力，能够开展有机污染物和生物毒素等危害物识别及安全性评价、食源性致病微生物鉴定、食品真实性甄别等基础性、关键性检验检测技术，能够开展快速和补充检验检测方法研究；市级检验机构具备对食品安全各项目参数较全

面的常规性检验检测能力；食品产业大县和人口大县要具备对常见微生物、重金属、农药兽药残留等指标的实验室检验能力及定性快速检测能力。加强检验检测信息化建设。鼓励大专院校、企业检验机构承担政府检验任务。组织开展食品快速检测方法评价，规范快速检测方法应用。

提高食品安全智慧监管能力。重点围绕行政审批、监管检查、稽查执法、应急管理、检验监测、风险评估、信用管理、公共服务等业务领域，实施"互联网＋"食品安全监管项目，推进食品安全监管大数据资源共享和应用，提高监管效能。

加强基层监管能力建设。各级食品安全监管机构业务用房、执法车辆、执法装备配备实现标准化，满足监督执法需要。

加强应急处置能力建设。完善国家、省、市、县四级应急预案体系，健全突发事件跟踪、督查、处理、报告、回访和重大事故责任追究机制。强化食品安全舆情监测研判。开展应急演练。

专栏5　监管能力建设项目

（一）检验检测能力建设项目。

实施食品安全检验检测能力达标工程。根据国家建设标准建设食品安全检验检测机构。依托现有资源建设一批食品安全监管重点实验室，在相应特色领域具备国内一流检验水平和技术攻关能力。全面推进县级食品安全检验检测资源整合。鼓励通过建设省、市级检验机构区域分中心的方式开展跨层级整合。做好与药品、医疗器械检验检测项目的统筹衔接。

| 专栏5 | 监管能力建设项目 |

实施食用农产品和进出口食品检验机构改造项目。升级改造农产品质量安全风险评估实验室、粮食质量安全检验监测机构。建设进出口食品质量检（监）测基准实验室。升级改造部分省级进出口食品质量安全检（监）测重点实验室。

（二）"互联网+"食品安全监管项目。

继续推进实施国家食品安全监管信息化工程建设项目。依托现有机构，整合现有资源，重点建设全国食品生产经营许可信息公示系统，以及食品生产经营监管、检验监测、信用管理、应急管理、风险评估和移动执法系统；完善婴幼儿配方乳粉、生鲜农产品和酒类食品追溯信息管理平台；建设进出口食品安全监管信息化工程和粮食质量安全监管信息化平台；构建食品安全监管数据中心和监管信息资源数据库。

（三）基层监管能力标准化建设项目。

合理保障食品安全监管机构执法基本装备、执法取证装备、快检装备配备和基础设施建设需要，到"十三五"末，实现各级监管队伍装备配备标准化。

（四）提升突发事件应对能力。

加强应急能力培训，提升调查分析能力、风险防控能力、信息公开能力和舆论引导能力。建立以中国食品药品检定研究院为龙头，以7—10个区域性应急检验检测重点实验室为支撑的应急检验检测体系。加强食品安全突发事件流行病学调查和卫生学处置能力建设，整合建立重大食品安全突发事件病因学实验室应急检测技术平台。

强化科技创新支撑。利用国家科技计划（专项、基金等）、企业投入、社会资本等统筹支持食品安全创新工作。重点支持研发冷链装备关键技术、过程控制技术、检验检测技术等。

专栏6 食品安全重点科技工作

（一）建立科学、高效的过程控制技术体系。

开展农药兽药、持久性有机污染物、重金属、微生物、生物毒素等食品原料中危害物迁移转化机制与安全控制机理等技术研究。提出相应控制规范，研发控制新工艺和新设备。研发质量安全控制新技术30—50项。

（二）建立全覆盖、组合式、非靶向检验检测技术体系。

研发食品中化学性、生物性、放射性危害物高效识别与确证关键技术及产品，研发生化传感器、多模式阵列光谱、小型质谱、离子迁移谱等具有自主知识产权的智能化快速检测试剂、小型化智能离线及在线快速检测装备30—50台（套），制定检验规程120—150项，研制食品安全基体标准物质60—80种。开展食品安全第三方检验检测体系建设科技示范。

（三）建立科学合理的食品安全监测和评价评估技术体系。

开展体外替代毒性测试、混合污染物毒性评价及风险评估等食品安全危害识别与毒性机制等研究。研发新一代毒性测试方法技术20—30项。

专栏6 食品安全重点科技工作

（四）研发急需优先发展的冷链装备关键技术。

研究和开发高效、环保、精准冷链装备，研究氨制冷系统安全技术，研究基于信息技术的绿色冷链物流系统优化技术。

（五）整合现有资源加强食品安全监督执法智慧工作平台研发。

研究食品安全风险分级评价与智能化现场监管、网络食品安全监控等技术。研发致病微生物全基因溯源、食品安全突发事件应急演练模拟仿真模型等应急处置新技术30—40项，研发风险预警模型和可视化决策支持的云服务平台，形成监督管理新技术20—30项。

（六）强化食品安全国家标准制修订。

研究农药和兽药的关键限量标准不少于20种，新发毒素、污染物标准不少于5种。

（七）综合示范应用。

通过研究成果转化、应用和集成研究，提出食品安全解决方案。开展区域和产业链综合示范，发挥科技成果在服务产业发展和支撑食品安全监管方面的重要作用。

（九）加快建立职业化检查员队伍。

依托现有资源建立职业化检查员制度，明确检查员的资格标准、检查职责、培训管理、绩效考核等要求。加强检查员专业培训和教材建设，依托现有资源设立检查员实训基地。采取多种合理有效措施，鼓励人才向监管一线流动。

专栏 7　专业素质提升项目

（一）建立职业化检查员队伍。

加强培训考核，使职业化检查员符合相应的工作要求。

（二）加强人才培养。

推进网络教育培训平台建设。依托现有省级教育培训机构建立专业教学基地。加强跨学科高端人才培养。

监管人员专业化培训时间人均不低于 40 学时／年，新入职人员规范化培训时间人均不低于 90 学时。对地方各级政府分管负责人进行分级培训。对各级监管机构相关负责人进行国家级调训。本科以上学历专业技术人员达到食品安全监管队伍总人数的 70% 以上，高层次专业人才占技术队伍的 15% 以上。食品安全一线监管人员中，食品相关专业背景的人员占比每年提高 2%。

（十）加快形成社会共治格局。

完善食品安全信息公开制度。各级监管部门及时发布行政许可、抽样检验、监管执法、行政处罚等信息，做到标准公开、程序公开、结果公开。将相关信息及时纳入食品生产经营企业信用档案、全国信用信息共享平台及国家企业信用信息公示系统，开展联合激励和惩戒。

畅通投诉举报渠道，严格投诉举报受理处置反馈时限。鼓励食品生产经营企业员工举报违法行为，建立举报人保护制度，落实举报奖励政策。加强舆论引导，回应社会关切，鼓励新闻媒体开展食品安全舆论监督。食品安全新闻报道要客观公正，重大食品安全新闻报道和信息发布要严格遵守有关规定。

支持行业协会制订行规行约、自律规范和职业道德准则，建立健全行业规范和奖惩机制。提高食品行业从业人员素质，对食品生产经营企业的负责人和主要从业人员，开展食品安全法律法规、职业道德、安全管控等方面的培训。

加强消费者权益保护，增强消费者食品安全意识和自我保护能力，鼓励通过公益诉讼、依法适用民事诉讼简易程序等方式支持消费者维权。继续办好"全国食品安全宣传周"，将食品安全教育纳入国民教育体系，作为公民法制和科学常识普及、职业技能培训等的重要内容。加强科普宣传，推动食品安全进农村、进企业、进社区、进商场等，鼓励研究机构、高校、协会等参与公益宣传科普工作，提升全民食品安全科学素养。

专栏 8　社会共治推进计划

（一）建设投诉举报业务系统。

建成覆盖国家、省、市、县四级的投诉举报业务系统，实现网络 24 小时接通，电话在受理时间内接通率不低于 90%。

（二）扩大食品安全责任保险试点。

完善食品安全责任保险政策，充分发挥保险的风险控制和社会管理功能，探索建立行业组织、保险机构、企业、消费者多方参与、互动共赢的激励约束机制和风险防控机制。

（三）开展食品行业从业人员培训提高项目。

食品生产经营企业每年安排食品安全管理人员、主要从业人员接受不少于40小时的食品安全法律法规、科学知识和行业道德伦理的集中培训。有关部门要加强指导，培养师资力量，制定培训大纲和教材，利用大专院校、第三方机构等社会资源开展培训。鼓励行业协会对从业人员开展培训。

（四）开展食品安全状况综合评价。

研究建立食品安全状况综合评价体系，开展食品安全指数评价和发布试点工作。

（五）实施立体化科普宣传计划。

整合现有资源，加强科普示范基地建设，建立完善统一的食品安全科普知识库。充实宣传力量。推广"两微一端"新媒体平台。深入开展"全国食品安全宣传周"等科普宣传活动。将食品安全教育内容融入有关教育教学活动。

（十一）深入开展"双安双创"行动。

继续开展国家食品安全示范城市创建和农产品质量安全县创建（即"双安双创"）行动，实施食品安全和农产品质量安全示范引领工程，鼓励各地分层次、分步骤开展本区域食品安全和农产品质量安全示范创建行动，提升食品安全监管能力和水平。

专栏 9　食品安全和农产品质量安全示范引领工程

（一）食品安全示范城市创建。

在 4 个直辖市、27 个省（区）的省会（首府）城市、计划单列市和其他部分条件成熟的地级市（共约 100 个），开展国家食品安全示范城市创建行动。

（二）农产品质量安全县创建。

在具备条件的"菜篮子"产品主产县（共约 1000 个）开展国家农产品质量安全县创建行动。

四、保障措施

（一）加强组织领导。

地方各级政府要根据本规划确定的发展目标和主要任务，将食品安全工作纳入重要议事日程和本地区经济社会发展规划，切实落实监管有责、有岗、有人、有手段，履行日常监管、监督抽检责任。实行综合执法的地方要充实基层监管力量，将食品药品安全监管作为首要职责。

（二）合理保障经费。

按照《国务院关于推进中央与地方财政事权和支出责任划分改革的指导意见》（国发〔2016〕49 号）要求，落实财政投入政策。继续安排中央基建投资对食品安全监管基础设施和装备给予支持。完善执法能力建设投入机制，讲求效益，注重资源共享。制定完善各类项目支付标准，探索通过政府购买服务等方式提高食品安全监管投入效益。资金投入向基层、集中连片特困地区、国家扶贫开发工作重点县以及对口支援地区等适当倾斜。

（三）强化综合协调。

加强各级食品安全委员会及食品安全办建设，健全食品安全委员会各成员单位工作协同配合机制以及信息通报、形势会商、风险交流、协调联动等制度，统筹协调、监督指导各成员单位落实食品安全职责，加大督查考评力度，形成监管合力。乡镇（街道）要完善食品安全监管体制，加强力量建设，确保事有人做、责有人负。

（四）深化国际合作。

加强与发达国家食品安全监管机构及重要国际组织合作，积极参与国际规则和标准制定，应对国际食品安全突发事件，提高全球食品安全治理能力和水平。加强食品安全国际化人才培养，鼓励支持我国专家在食品相关国际机构任职。做好我国作为国际食品法典添加剂委员会和农药残留委员会主席国的相关工作。

（五）严格考核评估。

各有关部门要按照职责分工，细化目标，分解任务，制订实施方案，落实各项规划任务。要健全完善考核评估和监督机制，并将本规划任务落实情况纳入对各相关部门和下一级政府的考核评价内容。国务院食品安全办牵头对本规划执行情况及时进行中期评估和终期考核，确保各项任务落实到位。

"十三五"国家药品安全规划

保障药品安全是建设健康中国、增进人民福祉的重要内容，是以人民为中心发展思想的具体体现。为提高药品质量安全水平，根据《中华人民共和国国民经济和社会发展第十三个五年规划纲要》，制定本规划。

一、现状和形势

"十二五"时期，在各方面共同努力下，我国药品安全形势稳定向好，人民群众用药得到保障，药品安全工作取得积极进展。

（一）公众需求得到进一步满足。及时出台政策，优先审评审批部分临床急需的仿制药，加快审评审批对重大疾病、罕见病、老年人和儿童疾病有更好疗效的创新药及医疗器械。一批在治疗肿瘤、艾滋病、罕见病、儿童手足口病、脊髓灰质炎等领域具有自主知识产权的创新药，以及国产生物材料、高端影像类产品、心脏血管支架等医疗器械加快上市，满足群众需求。

（二）审评审批制度改革扎实推进。按照《国务院关于改革药品医疗器械审评审批制度的意见》（国发〔2015〕44号）要求，推进仿制药质量和疗效一致性评价，在10省（市）开展上市许可持有人制度试点，改进临床试验审批，提高审评审批质量，公开审评审批信息，推动建立科学高效的审评审批体系。

（三）法规标准体系不断完善。修订公布《医疗器械监督管理条例》及药品生产质量管理规范、药品经营质量管理规范等。提升药品医疗器械标准，制修订药品标准 4368 项、药包材标准 130 项、医疗器械标准 566 项。制定公布《中华人民共和国药典（2015 年版）》。

（四）全过程监管制度基本形成。药物非临床研究质量管理规范、药物医疗器械临床试验质量管理规范、药品医疗器械生产质量管理规范、药品医疗器械经营质量管理规范稳步实施，从实验室到医院的全过程监管制度基本形成，覆盖全品种、全链条的药品追溯体系正在建立。

（五）违法违规行为受到严厉打击。出台食品药品行政执法与刑事司法衔接工作办法。对群众反映强烈的虚假注册申报、违规生产、非法经营、夸大宣传、使用无证产品及制售假劣药品等违法违规行为，持续开展专项打击。查处药品医疗器械行政案件 75 万起，公安机关侦破危害药品安全案件 4.6 万余起。对申报生产或进口的药品注册申请，全面开展临床试验数据自查核查。

（六）支撑保障能力稳步加强。各级财政支持力度持续加大，监管能力得到提升。完善药品医疗器械审评、检查和检验检测体系，建成国家药品不良反应监测系统。执业药师数量不断增长。

在肯定成绩的同时，必须清醒认识到，影响我国药品质量安全的一些深层次问题依然存在，药品质量安全形势依然严峻。药品质量总体水平有待提高，部分产品质量疗效与国际先进水平存在差距，一些临床急需产品难以满足公众治病的实际需求，近 3/4 的药品批准文号闲置。执业药师用药服务作用发挥不到位，不合理用药问题突出。药品监管基础仍较薄弱，统一权威监管体制尚未建立，监管专业人员不足，基层装备配备缺乏，监管能力与医药产业健康发展要求不完全适应。

"十三五"时期是全面建成小康社会的决胜阶段，也是全面建立严密高效、社会共治的药品安全治理体系的关键时期。要尊重药品安全规律，继续加大工作力度，坚持把药品安全作为关系民生的政治任务来落实，确保广大人民群众用药安全。

二、总体要求

（一）指导思想。

全面贯彻党的十八大和十八届三中、四中、五中、六中全会精神，以马克思列宁主义、毛泽东思想、邓小平理论、"三个代表"重要思想、科学发展观为指导，深入贯彻习近平总书记系列重要讲话精神，认真落实党中央、国务院决策部署，紧紧围绕统筹推进"五位一体"总体布局和协调推进"四个全面"战略布局，牢固树立和贯彻落实创新、协调、绿色、开放、共享的发展理念，坚持最严谨的标准、最严格的监管、最严厉的处罚、最严肃的问责，加快建成药品安全现代化治理体系，提高科学监管水平，鼓励研制创新，全面提升质量，增加有效供给，保障人民群众用药安全，推动我国由制药大国向制药强国迈进，推进健康中国建设。

（二）基本原则。

1. **维护公众健康，保障公众需求。**坚持以人民健康为中心，把人民健康放在优先发展战略地位，保障公众用药安全、有效、可及，防止药品安全事件发生，切实维护人民群众身体健康和生命安全。

2. **深化审评审批改革，提升监管水平。**持续深化"放管服"

改革，寓监管于服务之中，优化程序、精简流程、公开透明，完善科学监管机制，提升监管效率和水平。

3.鼓励研发创新，提高产品质量。以解决临床问题为导向，落实创新驱动发展战略，瞄准国际先进水平，破除制约创新发展的思想观念和制度藩篱，促进提升研发创新水平，推动企业强化质量安全控制，切实提升药品质量和疗效。

4.加强全程监管，确保用药安全有效。完善统一权威的监管体制，推进药品监管法治化、标准化、专业化、信息化建设，提高技术支撑能力，强化全过程、全生命周期监管，保证药品安全性、有效性和质量可控性达到或接近国际先进水平。

（三）发展目标。

到2020年，药品质量安全水平、药品安全治理能力、医药产业发展水平和人民群众满意度明显提升。

1.药品质量进一步提高。批准上市的新药以解决临床问题为导向，具有明显的疗效；批准上市的仿制药与原研药质量和疗效一致。分期分批对已上市的药品进行质量和疗效一致性评价。2018年底前，完成国家基本药物目录（2012年版）中2007年10月1日前批准上市的289个化学药品仿制药口服固体制剂的一致性评价；鼓励企业对其他已上市品种开展一致性评价。

2.药品医疗器械标准不断提升。制修订完成国家药品标准3050个和医疗器械标准500项。

3.审评审批体系逐步完善。药品医疗器械审评审批制度更加健全，权责更加明晰，流程更加顺畅，能力明显增强，实现按规定时限审评审批。

4.检查能力进一步提升。依托现有资源，使职业化检查员的数量、素质满足检查需要，加大检查频次。

5. 监测评价水平进一步提高。药品不良反应和医疗器械不良事件报告体系以及以企业为主体的评价制度不断完善，监测评价能力达到国际先进水平，药品定期安全性更新报告评价率达到100%。

6. 检验检测和监管执法能力得到增强。药品医疗器械检验检测机构达到国家相应建设标准。实现各级监管队伍装备配备标准化。

7. 执业药师服务水平显著提高。每万人口执业药师数超过4人，所有零售药店主要管理者具备执业药师资格、营业时有执业药师指导合理用药。

三、主要任务

（一）加快推进仿制药质量和疗效一致性评价。

药品生产企业是一致性评价工作的主体，应按相关指导原则主动选购参比制剂，合理选用评价方法，开展研究和评价。食品药品监管部门加强对药品生产企业一致性评价工作的指导，制定完善相关指导原则，及时公布参比制剂信息，逐步建立我国仿制药参比制剂目录集。

细化落实医保支付、临床应用、药品集中采购、企业技术改造等方面的支持政策，有效解决临床试验资源短缺问题，鼓励企业开展一致性评价工作。自首家品种通过一致性评价后，其他药品生产企业的相同品种原则上应在3年内完成一致性评价。完善一致性评价工作机制，充实专业技术力量，严格标准、规范程序，按时审评企业提交的一致性评价资料和药品注册补充申请。

（二）深化药品医疗器械审评审批制度改革。

1. **鼓励研发创新。**完成药品上市许可持有人制度试点，及时总结经验、完善制度，力争尽快全面推开。鼓励具有临床价值的新药和临床急需仿制药研发上市，对具有明显临床价值的创新药及防治艾滋病、恶性肿瘤、重大传染病、罕见病等疾病的临床急需药品，实行优先审评审批。对创新药临床试验申请，重点审查临床价值和受试者保护等内容，加快临床试验审批。鼓励临床机构和医生参与创新药和医疗器械研发。对拥有产品核心技术发明专利、具有重大临床价值的创新医疗器械，以及列入国家重点研发计划、科技重大专项的临床急需药品医疗器械，实行优先审评审批。制定并定期公布限制类和鼓励类药品审批目录，及时公开注册申请信息，引导企业减少不合理申报。

2. **完善审评审批机制。**健全审评质量控制体系。建立以临床为核心的药品医疗器械审评机制，完善适应症团队审评、项目管理人、技术争议解决、沟通交流、优先审评、审评信息公开等制度，逐步形成以技术审评为核心、现场检查和产品检验为支撑的药品医疗器械疗效和安全保障制度。建立健全药品数据保护制度，鼓励研发创新。

3. **严格审评审批要求。**全面提高药品审批标准，创新药突出临床价值，改良型新药体现改良优势，仿制药要与原研药质量和疗效一致。

4. **推进医疗器械分类管理改革。**健全医疗器械分类技术委员会及专业组，建立医疗器械产品风险评估机制和分类目录动态更新机制。制定医疗器械命名术语指南，逐步实施按医疗器械通用名称命名。制定医疗器械编码规则，构建医疗器械编码体系。

专栏 1　审评审批制度改革

（一）仿制药质量和疗效一致性评价。

制定或转化一致性评价所需的相关技术指南和指导原则，推进一致性评价能力建设，按照工作需要，依托现有资源，配备一定数量的专业人员。

（二）解决药品注册申请积压。

按国务院要求，尽快实现注册申请和审评数量年度进出平衡，按规定时限审批。

（三）加快医疗器械分类管理改革。

组建 16 个分类技术专业组，优化调整分类目录框架及结构，发布新版《医疗器械分类目录》，按专业领域设置研究制定 22 个命名术语指南，建立医疗器械分类、命名及编码数据库。

（三）健全法规标准体系。

1. **完善法规制度。**推动修订药品管理法。修订化妆品卫生监督条例。基本完成药品、医疗器械、化妆品配套规章制修订。根据药品安全形势发展和法律法规制修订情况，清理规章和规范性文件，基本建成科学完备的药品安全法规制度体系。

2. **完善技术标准。**对照国际先进水平编制《中华人民共和国药典（2020 年版）》，化学药品标准达到国际先进水平，生物制品标准接近国际先进水平，中药（材）标准处于国际主导地位。提高药用辅料、药包材标准整体水平，扩大品种覆盖面，稳步提高民族药（材）标准。建立药品标准淘汰机制，全面清理历版药典未收载品种标准和各类局（部）颁标准，提升一批，淘汰一批。加快医疗器械国际标准研究转化，优先提高医疗器械基础通用标准和高风险类产品标准。制修订化妆品相关标准。

3.完善技术指导原则。修订药物非临床研究、药物临床试验、处方药与非处方药分类、药用辅料安全性评价、药品注册管理、医疗器械注册技术审查等指导原则，修订药品生产、经营质量管理规范附录和技术指南。制定医疗器械生产经营使用以及不良事件监测技术指南。

专栏 2　标准提高行动计划

（一）药品标准提高行动计划。

制修订国家药品标准 3050 个，包括中药民族药标准 1100 个、化学药品标准 1500 个、生物制品标准 150 个、药用辅料标准 200 个、药包材标准 100 个。

制修订药品注册技术指导原则 350 项。制修订药典收载的检测方法、通则（总论）以及技术指导原则 100 项。根据需要及时制定发布一批药品补充检验方法。

研制中药民族药和天然药物标准物质，包括化学对照品 200 种、对照药材 150 种、对照提取物 100 种。研制药用辅料和药包材标准物质，包括药用辅料对照品 150 种、药包材对照物质 10 种。

（二）医疗器械标准提高行动计划。

制修订医疗器械标准 500 项，包括诊断试剂类标准 80 项、有源医疗器械标准 200 项、无源医疗器械和其他标准 220 项。

专栏 2　标准提高行动计划

制修订医疗器械技术审查和临床试验指导原则 200 项。研制体外诊断试剂标准物质 150 种。

建立健全医疗器械标准化管理体系，依托现有资源，加强国家医疗器械标准管理中心建设，配备满足需要的标准管理人员。

（三）化妆品标准提高行动计划。

制修订化妆品禁用、限用物质检验检测方法 30—50 项。

（四）加强全过程监管。

1.严格规范研制生产经营使用行为。

加强研制环节监管。全面实施药物非临床研究质量管理规范、药物临床试验质量管理规范、医疗器械临床试验质量管理规范。依托现有资源，建立临床试验数据管理平台，加强临床试验监督检查，严厉打击临床数据造假行为，确保临床试验数据真实可靠。

加强生产环节监管。全面实施药品生产质量管理规范、中药材生产质量管理规范和中药饮片炮制规范、医疗器械生产质量管理规范。对药用原辅料和药包材生产企业开展延伸监管。对疫苗、血液制品等生物制品以及血源筛查诊断试剂全面实施批签发管理。加强无菌和植入性医疗器械生产监管。完善企业生产工艺变更报告制度，对生产工艺重大变更依法实行审评审批。严肃查处药品生产偷工减料、掺杂使假、擅自改变工艺生产劣药等违法违规行为。

加强流通环节监管。全面实施药品经营质量管理规范、医疗器械经营质量管理规范，加强冷链运输贮存质量监管。实行生产经营企业购销业务人员网上备案与核查制度。按照"十三五"深化医改要求，推行药品采购"两票制"，鼓励药品生产企业与医疗机构直接结算货款。

加强使用环节监管。严格落实医疗机构药品监督管理办法、医疗器械使用质量监督管理办法，严把购进、验收、贮存、养护、调配及使用各环节质量关，及时报告药品不良反应和医疗器械不良事件。严格落实凭处方销售处方药的规定，加强麻醉药品、精神药品处方管理。加强植入性等高风险医疗器械使用管理。

建立实施全生命周期管理制度。建立药品档案。全面落实药物医疗器械警戒和上市后研究的企业主体责任，生产企业对上市产品开展风险因素分析和风险效益评价，及时形成产品质量分析报告并于每年1月底前报送食品药品监管总局。加强上市后再评价，根据评价结果，对需要提示患者和医生安全性信息的，及时组织修改标签说明书。淘汰长期不生产、临床价值小、有更好替代品种的产品，以及疗效不确切、安全风险大、获益不再大于风险的品种。

2. 全面强化现场检查和监督抽验。按照"双随机、一公开"原则，加强事中事后监管。重点围绕行为规范、工艺合规、数据可靠等方面，对企业开展质量管理全项目检查，严厉打击弄虚作假等各类违法行为，督促企业严格执行相关质量管理规范。加大注册检查、飞行检查和境外检查频次，提高检查能力。加大对无菌、植入性医疗器械和体外诊断试剂的检查力度。加强化妆品原料使用合规性检查。合理划分国家和地方抽验品种和项目，加大对高风险品种的抽验力度，扩大抽验覆盖面。

3. 加大执法办案和信息公开力度。加强国家级稽查执法队伍能力建设，组织协调大案要案查处，强化办案指导和监督，探索检查稽查合一工作机制，初步建成全国统一、权威高效的稽查执法体系。加强各级公安机关打击药品犯罪的专业力量建设，强化办案保障。深化行政执法与刑事司法衔接，推动出台药品违法行为处罚到人的法律措施，加大对违法犯罪行为的打击力度。加快投诉举报体系建设，畅通投诉举报渠道，鼓励社会监督。按规定全面公开行政许可、日常监管、抽样检验、检查稽查、执法处罚信息。

专栏3　安全监管行动计划

（一）加强药品检查。

国家级每年检查300—400个境内药品生产企业，每年全覆盖检查血液制品和疫苗生产企业。每年对40—60个进口药品品种开展境外生产现场检查。

（二）加强医疗器械检查。

国家级每年对所有第三类医疗器械生产企业和第二类无菌医疗器械生产企业进行一次全项目检查。2018年起，每两年对其余第二类医疗器械生产企业和所有第一类医疗器械生产企业进行一次全项目检查。每年对30—40家境外医疗器械生产企业质量管理体系情况开展检查，"十三五"期间实现对进口高风险医疗器械产品全覆盖检查。每年全覆盖检查对储运有特殊要求的经营企业，"十三五"期间实现对经营无菌、植入性医疗器械及体外诊断试剂的企业全覆盖检查。每年全覆盖检查三级甲等医疗机构医疗器械使用情况，"十三五"期间实现对其他使用单位全覆盖检查。

专栏 3　安全监管行动计划

（三）加强化妆品检查。

国家级每年检查 20 个化妆品生产企业，省级每年检查 30 个化妆品生产经营企业。

（四）加强监督抽验。

国家级每年对 120—140 个高风险药品开展监督抽验，省级对本行政区域内生产企业生产的基本药物实行全覆盖抽验。

国家级每年对 40—60 种医疗器械产品开展监督抽验。

每年开展 15000 批次化妆品监督抽验和 1000 批次化妆品风险监测。

4. 加强应急处置和科普宣传。建立健全应急管理体系，加强应急预案管理，开展应急演练和技能培训，推动企业完善突发事件应对处置预案方案。强化舆情监测研判，妥善处置突发事件。加强舆论引导，按规定发布药品安全信息，及时回应社会关切。支持新闻媒体开展舆论监督，客观公正报道药品安全问题。建立国家、省、市、县四级科普宣传工作体系，构建立体化新闻宣传平台，加大科普宣传力度，提升全民安全用药科学素养。

专栏 4　应急处置和科普宣传能力提升项目

（一）应急处置能力建设。

合理保障应急队伍履职需要，加强应急信息平台、突发事件信息直报网络、应急检验检测能力建设。

专栏4 应急处置和科普宣传能力提升项目

（二）立体化科普宣传计划。

实施药品安全科普宣传项目，依托现有资源加强科普示范基地、宣传站和科普知识库建设，充实宣传力量，推广"两微一端"新媒体平台，深入开展"全国安全用药月"活动。

（五）全面加强能力建设。

1. 强化技术审评能力建设。加强审评科学基础建设，完善审评质量管理制度，建立药品电子化申报和审评过程管理制度。探索政府购买服务机制，改革绩效工资分配管理。

2. 强化检查体系建设。提升检查能力，规范开展药品、医疗器械、化妆品检查。

3. 强化检验检测体系建设。

加强国家、省、市三级药品检验检测体系能力建设，加强国家、省两级医疗器械检验检测机构和市级分中心能力建设。国家级检验机构具备较强的科学研究、技术创新、仲裁检验、复检等能力；省级检验机构能够完成相应的法定检验、监督检验、执法检验、应急检验等任务，具备一定的科研能力，能够开展基础性、关键性检验检测技术以及快速和补充检验检测方法研究；市级检验机构能够完成常规性监督执法检验任务；县级检验机构具备快速检验能力。加强检验检测信息化建设。鼓励大专院校、企业检验机构承担政府检验任务。

加强重点实验室和口岸检验机构建设。重点实验室在相关领域具备国内一流检验水平和技术攻关能力，口岸药品检验机构具备依据法定标准进行全项检验的能力和监测进口药品质量风险的能力。

加强疫苗等生物制品批签发体系和检验检测能力建设。国家级具备生物制品标准制定和标准物质制备能力,能够依据法定标准进行生物制品全项检测;省级能够依据法定标准对本行政区域内企业生产的生物制品进行全项检测。加强国家微生物标准物质库建设和疫苗检验检测技术研发。

4.强化监测评价体系建设。完善药品不良反应和医疗器械不良事件监测机制、药物滥用监测机制,建立监测哨点并开展重点产品监测预警。创新监测评价手段,扩大监测覆盖面。督促企业落实监测主体责任。

专栏5　技术支撑能力建设项目

（一）国家级审评中心建设。

探索创新药品医疗器械审评机构体制机制和法人治理模式。改革事业单位用人机制,建立合理的激励约束机制,与科研院所、医院联合培养审评人员。健全完善药品医疗器械审评审批数据库。

（二）检查能力建设。

合理保障检查工作需要,确保具备完成药品医疗器械日常检查、注册检查、飞行检查、境外检查任务的能力。

保障各级审评、检查、监测评价等技术支撑业务用房。

（三）检验检测能力建设。

1.检验检测能力达标工程。

编制药品医疗器械检验检测能力建设标准,根据标准建设各级药品医疗器械检验检测机构。依托中国食品药检定研究院建设国家级药品医疗器械检验检测机构。改造升级省级和口岸药品检验机构、省级医疗器械检验机构。依托现有资源，建设一批药品、医疗器械和化妆品监管重点实验室。

2.疫苗批签发体系建设工程。

完善以中国食品药品检定研究院为核心、省级疫苗批签发机构参与的国家疫苗批签发体系。依托现有资源，建立符合国际标准的细胞资源库、干细胞资源库、菌（毒）种库，建立完善生物制品标准物质研究和供应平台、质量评价标准和技术平台。

（四）不良反应和不良事件监测能力建设。

依托现有资源，建设国家药品不良反应监测系统（二期）和国家化妆品不良反应监测系统。利用医疗机构电子数据，建立药品医疗器械安全性主动监测与评价系统。在综合医院设立 300 个药品不良反应和医疗器械不良事件监测哨点。在精神疾病专科医院及综合医院设立 100 个药物滥用监测哨点。药品不良反应县（市、区）报告比例达到90% 以上。对 100 个医疗器械产品开展重点监测。医疗器械不良事件县（市、区）报告比例达到 80% 以上。化妆品不良反应报告数达到 50 份／百万人。

5. *形成智慧监管能力。*加强顶层设计和统筹规划，围绕药品医疗器械化妆品行政审批、监管检查、稽查执法、应急管理、检验监测、风险分析、信用管理、公共服务等重点业务，实施安全监管信息化工程，推进安全监管大数据资源共享和应用，提高监管效能。

专栏6　安全监管信息化工程

继续推进监管信息化建设，依托国家统一电子政务网络和现有资源，建设国家、省两级药品安全监管大数据中心，以及药品安全监管信息平台，完善药品监管信息化标准体系、药品监管信息资源管理体系、政务服务信息化体系、网络安全体系、信息化绩效评价体系，建设互联协同、满足监管需求的行政审批、监管检查、稽查执法、应急管理、检验监测、风险分析、信用管理、公共服务等应用系统。

6. *提升基层监管保障能力。*推进各级监管业务用房、执法车辆、执法装备配备标准化建设，满足现场检查、监督执法、现场取样、快速检测、应急处置需要。

专栏7　基层监管能力标准化建设项目

加强市、县级监管机构及乡镇（街道）派出机构执法基本装备、取证装备、快速检验装备配备和基础设施建设。

7.加强科技支撑。研究攻关适宜技术，为监管和产业发展服务。开展药品安全基础、质量控制、安全评价与预警、检验检测新技术、标准和质量提高研究，强化提升药品纯度等方面的技术支撑。依托现有资源设立一批药品安全研究基地，培养药品安全科技人才。

专栏8 药品医疗器械安全科技支撑任务

（一）药品检验检测关键技术研究。

开展药品快速检验新技术及装备、应急检验方法、补充检验方法等研究。加强药品研发生产及质量控制关键技术研究。

（二）药品安全性、有效性评价技术研究。

开展化学药品、新型生物制品、毒性中药材、疫苗、新型药物和特殊药物剂型等的安全性、有效性评价技术研究，加强药包材和药用辅料安全性评价研究。

（三）检验检测研究平台、数据库等建设。

建立中药注射剂、中药材检验检测数据库以及多糖类药物和多组分生化药质量控制技术平台，开展药品安全大数据分析研究。

（四）医疗器械检验检测关键技术研究。

开展各类数字诊疗装备、个体化诊疗产品、生物医用材料的质量评价、检测技术及检测规范研究，加强常用医疗器械快速检验系统、高风险医疗器械检验检测平台研究。开展在用医疗器械现场检验方法、检测平台及装备研究。

专栏8 药品医疗器械安全科技支撑任务

（五）医疗器械安全性评价体系研究。

加强医疗器械安全性评价技术及标准体系研究，系统开展植入性等高风险医疗器械安全性研究，开展医用机器人、医用增材制造等创新医疗器械标准体系研究。

8.加快建立职业化检查员队伍。依托现有资源建立职业化检查员制度，明确检查员的岗位职责、条件要求、培训管理、绩效考核等要求。加强检查员专业培训和教材建设。在人事管理、绩效工资分配等方面采取多种激励措施，鼓励人才向监管一线流动。

专栏9 专业素质提升项目

（一）职业化检查员队伍建设。

加强培训考核，使职业化检查员符合相应的工作要求。

（二）人才培养。

推进网络教育培训平台建设。在省级教育培训机构建立专业教学基地。

监管人员专业化培训时间人均不低于40学时／年。新入职人员规范化培训时间不低于90学时。对地方各级政府分管负责人进行分级培训。对各级监管机构相关负责人进行国家级调训。

专栏9　专业素质提升项目

本科以上学历人员达到药品安全监管队伍总人数的70%，高层次专业人才占技术队伍的比例超过15%。药品安全一线监管人员中，药品相关专业背景的人员占比每年提高2%。

（三）执业药师队伍建设。

健全执业药师制度体系。建立执业药师管理信息系统。实施执业药师能力与学历提升工程，强化继续教育和实训培养。

四、保障措施

（一）加强政策保障。

坚持部门协同，全链条发动，将保障药品安全与进一步改革完善药品生产流通使用政策更好统筹起来，通过深化改革，破除影响药品质量安全的体制机制问题。结合深入推进药品医疗器械审评审批制度改革，制定细化药品价格、招标采购、医保支付、科技支撑等方面的配套政策，建立健全激励机制，督促企业主动提高产品质量。完善短缺药品供应保障和预警机制，保证临床必需、用量不确定的低价药、抢救用药和罕见病用药的市场供应。建立药品价格信息可追溯机制，建立统一的跨部门价格信息平台，做好与药品集中采购平台（公共资源交易平台）、医保支付审核平台的互联互通。鼓励药品生产流通企业兼并重组、做大做强。将企业和从业人员信用记录纳入全国信用信息共享平台，对失信行为开展联合惩戒。探索建立药品医疗器械产品责任保险及损害赔偿补偿机制。

（二）合理保障经费。

按照《国务院关于推进中央与地方财政事权和支出责任划分改革的指导意见》（国发〔2016〕49号）要求，合理确定中央和地方各级政府在药品监管经费上的保障责任。继续安排中央基建投资对药品安全监管基础设施和装备给予积极支持，资金投入向基层、集中连片特困地区、国家扶贫开发工作重点县以及对口支援地区等适当倾斜。推进药品医疗器械注册审评项目政府购买服务改革试点。有关计划（项目、工作）中涉及技术研发相关内容，确需中央财政支持的，通过国家科技计划（专项、基金等）统筹考虑予以支持。

（三）深化国际合作。

推进政府间监管交流，加强多边合作，积极加入相关国际组织。开展国际项目合作，搭建民间国际交流平台。加大培训和国外智力引进力度。积极参与国际标准和规则制定，推动我国监管理念、方法、标准与国际先进水平相协调。

（四）加强组织领导。

地方各级政府要根据本规划确定的发展目标和主要任务，将药品安全工作纳入重要议事日程和本地区经济社会发展规划。实行综合执法的地方要充实基层监管力量，将食品药品安全监管作为首要职责。各有关部门要按照职责分工，细化目标，分解任务，制订具体实施方案。食品药品监管总局牵头对本规划执行情况进行中期评估和终期考核，确保各项任务落实到位。

图解"十三五"国家食品和药品安全规划

"十三五"国家食品安全规划

"十二五"时期　现状和形势

"十二五"期间，食品安全形势总体稳定向好，人民群众饮食安全得到切实保障。但食品安全形势**依然严峻**。

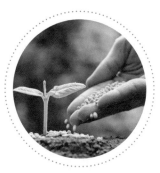

源头污染问题突出

▼　农业生产环境污染

▼　农业投入品使用不当

▼　非法添加和制假售假等

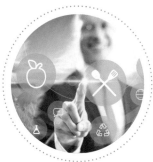

食品产业基础薄弱

▼　企业多、小、散

▼　企业诚信观念和质量安全
　　意识普遍不强

▼　互联网食品销售迅猛增长
　　带来了新的风险和挑战

食品安全标准与发达国家
和国际食品法典标准尚有差距

▼ 部分农药兽药残留等相关标
  准缺失

▼ 检验方法不配套

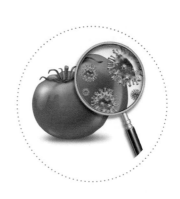

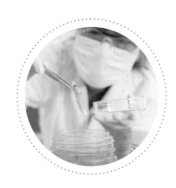

监管能力尚难适应需要

▼ 专业技术人员短缺

▼ 打击食品安全犯罪的专业力量严
  重不足

▼ 监管手段、技术支撑等仍需加强

▼ 风险监测和评估技术水平亟待提升

"十三五"时期 总体要求

基本原则

▼预防为主   ▼风险管理   ▼全程控制   ▼社会共治

发展目标

到 2020 年，食品安全治理能力、食品安
全水平、食品产业发展水平和人民群众满
意度明显提升。主要实现以下目标：

1. 食品安全抽检覆盖全部食品类别、品种。国家统一安排计划、各地区各有关部门分别组织实施的食品检验量达到每年 4 份 / 千人。

2. 农业源头污染得到有效治理。主要农作物病虫害绿色防控覆盖率达到 30% 以上，农药利用率达到 40% 以上，主要农产品质量安全监测总体合格率达到 97% 以上。

3. 食品安全现场检查全面加强。职业化检查员队伍基本建成，实现执法程序和执法文书标准化、规范化。对食品生产经营者每年至少检查 1 次。

4. 食品安全标准更加完善。制修订不少于 300 项食品安全国家标准，制修订、评估转化农药残留限量指标 6600 余项、兽药残留限量指标 270 余项。

5. 食品安全监管和技术支撑能力得到明显提升。实现各级监管队伍装备配备标准化。各级食品安全检验检测能力达到国家建设标准，进出口食品检验检测能力保持国际水平。

"十三五" 时期　主要任务

（一）全面落实企业主体责任

严格落实法定责任和义务

▶ 生产过程整洁卫生并符合有关标准规范

▶ 生产经营各环节数据信息采集留存真实、可靠、可溯源

▶ 建立健全食品安全管理制度，配备食品安全管理人员

▶ 主动监测已上市产品质量安全状况，及时报告风险隐患，依法召回、处置不符合标准或存在安全隐患的食品

开展食品安全师制度试点

▶ 发展连锁经营、集中采购、标准化生产、统一配送等现代经营方式

▶ 加强冷链物流基础设施建设

▶ 实施危害分析和关键控制点体系、良好生产规范、食品安全管理体系、食品防护计划等自愿性质量管理规范，通过相关认证的可以在其产品包装上予以标识

▶ 支持小作坊、小摊贩、小餐饮改善生产经营条件

（二）加快食品安全标准与国际接轨

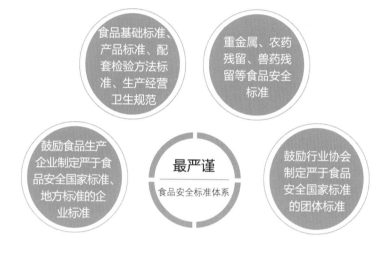

建立最严谨的食品安全标准体系

食品基础标准、产品标准、配套检验方法标准、生产经营卫生规范

重金属、农药残留、兽药残留等食品安全标准

鼓励食品生产企业制定严于食品安全国家标准、地方标准的企业标准

最严谨
食品安全标准体系

鼓励行业协会制定严于食品安全国家标准的团体标准

（三）完善法律法规制度

修订农产品质量安全法、食品安全法实施条例、农药管理条例、乳品质量安全监督管理条例。

推动各地加快食品生产加工小作坊和食品摊贩管理等地方性法规规章制修订。

制修订食品标识管理、食品安全事件调查处理、食品安全信息公布、食品安全全程追溯、学校食堂食品安全监管等配套规章制度。

（四）严格源头治理

食用农产品源头治理工程

- 农药残留治理工程
- 兽药残留治理工程
- 测土配方施肥推广工程
- 农业标准化推广工程
- 农产品质量安全保障工程

摸清土壤污染分布情况，开展污染耕地分级分类治理

建立健全畜禽屠宰管理制度

推动建立重金属等超标粮食处置长效机制

推动农产品生产者积极参与国家农产品质量安全追溯管理信息平台运行

（五）严格过程监管

▶ 严把生产经营许可关

▶ 严格生产经营环节现场检查

科学划分食品生产经营风险等级

现场检查覆盖所有生产经营者

重点区域	重点对象	重点环节
农村 学校 幼儿园	小作坊 小摊贩 小餐饮 中高风险食品生产经营者	冷链贮运等

► 严格特殊食品监管

► 严格网格化监管

► 严格互联网食品经营、网络订餐等新业态监管

► 严格食品相关产品监管

► 严格进出口食品安全监管

► 推动特色食品加工示范基地建设

（六）强化抽样检验

抽检覆盖所有食品类别、品种，突出对**食品中农药兽药残留抽检**

科学制定国家、省、市、县级抽检计划

 主要承担规模以上或产品占市场份额较大食品生产企业的产品抽检任务

主要承担本行政区域内所有获得许可证的食品生产企业的产品抽检任务

市、县级 主要承担本行政区域内具有一定规模的市场销售的蔬菜、水果、畜禽肉、鲜蛋、水产品农药兽药残留抽检任务以及小企业、小作坊和餐饮单位抽检任务

市、县级食品安全监管部门要全面掌握本地农药兽药使用品种、数量，特别是各类食用农产品种植、养殖过程中农药兽药使用情况，制定的年度抽检计划和按月实施的抽检样本数量要能够覆盖全部当地生产销售的蔬菜、水果、畜禽肉、鲜蛋和水产品

（七）严厉处罚违法违规行为

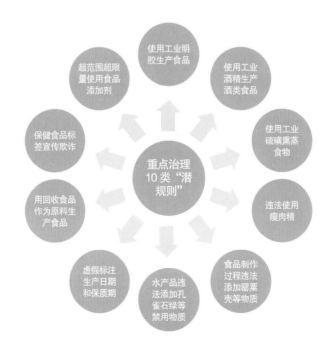

超范围超限量使用食品添加剂

使用工业明胶生产食品

使用工业酒精生产酒类食品

保健食品标签宣传欺诈

使用工业硫磺熏蒸食物

重点治理10类"潜规则"

用回收食品作为原料生产食品

违法使用瘦肉精

虚假标注生产日期和保质期

水产品违法添加孔雀石绿等禁用物质

食品制作过程违法添加罂粟壳等物质

建立以**检查**为统领，**集风险防范、案件调查、行政处罚、案件移送于一体的工作体系**

加强**行刑衔接**，推动出台食品安全违法行为处罚到人的法律措施

（八）提升技术支撑能力

提升风险监测和风险评估等能力

将"米袋子""菜篮子"主要产品纳入监测评估范围

食品污染物和有害因素监测网络覆盖所有县级行政区域并延伸到乡镇和农村

食源性疾病监测报告系统覆盖各级各类医疗机构

健全风险交流制度	加快建设食品安全检验检测体系	提高食品安全智慧监管能力

加强基层监管能力建设	加强应急处置能力建设

强化科技创新支撑

重点支持研发冷链装备关键技术、过程控制技术、检验检测技术等

（九）加快建立职业化检查员队伍

▶ 建立职业化检查员制度

▶ 加强检查员专业培训和教材建设，
设立检查员实训基地

▶ 鼓励人才向监管一线流动

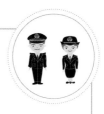

提升专业素质

▶ 建立专业教学基地。加强跨学科高端人才培养

▶ 监管人员专业化培训时间人均不低于
40 学时 / 年

▶ 对地方各级政府分管负责人进行分级培训

▶ 对各级监管机构相关负责人进行国家级调训

▶ 食品安全一线监管人员中，食品相关专业背景的人员占比
每年提高 2%

（十）加快形成社会共治格局

▶ **完善食品安全信息公开制度**

及时发布行政许可、抽样检验、监督执法、行政处罚等
信息

开展联合激励和惩戒

▶ **畅通投诉举报渠道，严格投诉举报受理处置反馈时限**

鼓励企业员工举报违法行为

建立举报人保护制度

落实举报奖励政策

鼓励新闻媒体开展食品安全舆论监督

▶ 支持行业协会制订行规行约、自律规范和职业道德准则，建立健全行业规范和奖惩机制

▶ 鼓励通过公益诉讼、依法适用民事诉讼简易程序等方式支持消费者维权

（十一）深入开展"双安双创"行动

在约 100 个城市开展国家食品安全示范城市创建行动

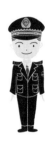
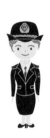

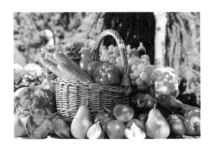

在约 1000 个"菜篮子"产品主产县开展国家农产品质量安全县创建行动

"十三五"国家药品安全规划

"十二五"时期 现状和形势

"十二五"时期，我国药品安全形势稳定向好，人民群众用药得到保障，药品安全工作取得积极进展。但药品质量安全形势依然严峻。

▶药品质量总体水平有待提高。部分产品质量疗效与国际先进水平存在差距，一些临床急需产品难以满足公众治病的实际需求

▶执业药师用药服务作用发挥不到位

▶药品监管基础仍较薄弱，统一权威监管体制尚未建立，监管专业人员不足，基层装备配备缺乏

"十三五"时期 总体要求

（一）基本原则

1.	维护公众健康，保障公众需求
2.	深化审评审批改革，提升监管水平

3. 鼓励研发创新，提高产品质量

4. 加强全程监管，确保用药安全有效

（二）发展目标

到 2020 年，药品质量安全水平、药品安全治理能力、医药产业发展水平和人民群众满意度明显提升。

1. 药品质量进一步提高

2018 年底前，完成国家基本药物目录（2012 年版）中 2007 年 10 月 1 日前批准上市的 **289** 个化学药品仿制药口服固体制剂的一致性评价。

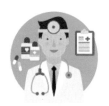

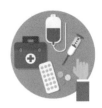

2. 药品医疗器械标准不断提升

制修订完成国家药品标准 **3050** 个和医疗器械标准 **500 项**。

3. 审评审批体系逐步完善

药品医疗器械审评审批制度更加健全，权责更加明晰，流程更加顺畅，能力明显增强，实现按规定时限审评审批。

4. 检查能力进一步提升

依托现有资源，使职业化检查员的数量、素质满足检查需要，加大检查频次。

5. 监测评价水平进一步提高

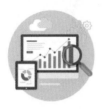

监测评价能力达到国际先进水平，药品定期安全性更新报告评价率达到 100%。

6. 检验检测和监管执法能力得到增强

药品医疗器械检验检测机构达到国家相应建设标准。实现各级监管队伍装备配备标准化。

7. 执业药师服务水平显著提高

每万人口执业药师数超过 4 人，所有零售药店主要管理者具备执业药师资格、营业时有执业药师指导合理用药。

"十三五"时期　主要任务

（一）加快推进仿制药质量和疗效一致性评价

▶ 企业是评价主体。首家品种通过一致性评价后，其他企业的相同品种原则上应在 3 年内完成一致性评价

▶ 完善一致性评价工作机制，逐步建立我国仿制药参比制剂目录集

▶ 政策支持

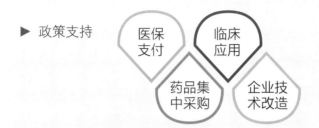

医保支付　临床应用　药品集中采购　企业技术改造

（二）深化药品医疗器械审评审批制度改革

1. 鼓励研发创新

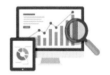

▶ 完成药品上市许可持有人制度试点

▶ 优先审评审批

具有明显临床价值的创新药及防治艾滋病、恶性肿瘤、重大传染病、罕见病等疾病的临床急需药品；拥有产品核心技术发明专利、具有重大临床价值的创新医疗器械，以及列入国家重点研发计划、科技重大专项的临床急需药品医疗器械

▶ 加快创新药临床试验审批

2. 完善审评审批机制

▶ 以临床为核心的审评机制

▶ 以技术审评为核心、现场检查和产品检验为支撑的疗效和安全保障制度

▶ 药品数据保护制度

3. 严格审评审批要求

▶ 创新药突出临床价值

► 改良型新药体现改良优势

► 仿制药要与原研药质量和疗效一致

4. 推进医疗器械分类管理改革

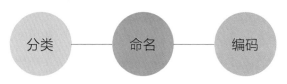

（三）健全法规标准体系

法规制度	技术标准	技术指导原则
修订药品管理法、化妆品卫生监督条例；基本完成配套规章制修订	编制《中华人民共和国药典（2020年版）》，化学药品标准达到国际先进水平，生物制品标准接近国际先进水平，中药（材）标准处于国际主导地位	修订药物非临床研究、药物临床试验、处方药与非处方药分类等方面的指导原则

（四）加强全过程监管

1. 严格规范研制生产经营使用行为

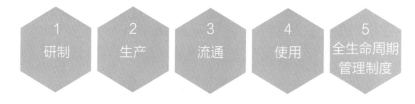

▶ 研制：严厉打击临床数据造假行为

▶ 生产：对疫苗、血液制品等生物制品以及血源筛查诊断试剂全面实施批签发管理。完善企业生产工艺变更报告制度。严肃查处药品生产偷工减料、掺杂使假、擅自改变工艺生产劣药等违法违规行为

▶ 流通：实行购销业务人员网上备案与核查制度。推行药品采购"两票制"

▶ 使用：加强麻醉药品、精神药品处方管理。加强植入性等高风险医疗器械使用管理

▶ 全生命周期管理制度：建立药品档案。对上市产品开展风险因素分析和风险效益评价。加强上市后再评价

2. 全面强化现场检查和监督抽验

现场检查

▶ 加大注册检查、飞行检查和境外检查频次，提高检查能力

▶ 加大对无菌、植入性医疗器械和体外诊断试剂的检查力度

▶ 加强化妆品原料使用合规性检查

监督抽验

▶ 合理划分国家和地方抽验品种和项目，加大对高风险品种的抽验力度，扩大抽验覆盖面

3. 加大执法办案和信息公开力度

► 加强国家级稽查执法队伍能力建设

► 加强各级公安机关打击药品犯罪的专业力量建设

► 深化行政执法与刑事司法衔接，推动出台药品违法行为处罚到人的法律措施，加大对违法犯罪行为的打击力度

► 加快投诉举报体系建设

► 按规定全面公开行政许可、日常监管、抽样检验、检查稽查、执法处罚信息

4. 加强应急处置和科普宣传

构建立体化新闻宣传平台，
提升全民安全用药科学素养

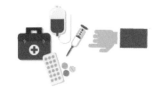

（五）全面加强能力建设

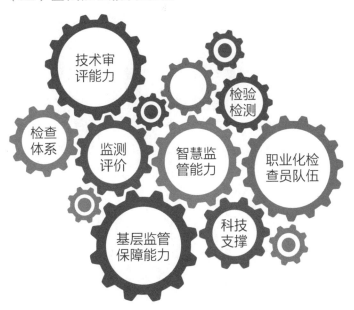

1. 强化技术审评能力建设

▶ 加强审评科学基础建设，完善审评质量管理制度，建立药品电子化申报和审评过程管理制度

▶ 探索政府购买服务机制

2. 强化检查体系建设

3. 强化检验检测体系建设

▶ 国家、省、市三级药品检验检测体系能力建设

▶ 国家、省两级医疗器械检验检测机构和市级分中心能力建设

▶ 重点实验室和口岸检验机构建设

▶ 疫苗等生物制品批签发体系和检验检测能力建设

4. 强化监测评价体系建设

▶ 在综合医院设立 300 个药品不良反应和医疗器械不良事件监测哨点

▶ 在精神疾病专科医院及综合医院设立 100 个药物滥用监测哨点

5. 形成智慧监管能力

6. 提升基层监管保障能力

7. 加强科技支撑

8. 加快建立职业化检查员队伍

▶ 建立职业化检查员制度

▶ 加强检查员专业培训和教材建设

▶ 鼓励人才向监管一线流动

相关新闻报道

毕井泉：两个规划科学描绘食药安全蓝图　保障人民群众饮食用药安全

2017-02-22 10:11:37　来源：新华网

　　新华网北京 2 月 22 日电（李楠）　保障食品药品安全是建设健康中国、增进人民福祉的重要内容，是以人民为中心发展思想的具体体现。近日，国务院印发《"十三五"国家食品安全规划》和《"十三五"国家药品安全规划》（以下简称"两个规划"），对"十三五"时期全国食品药品安全工作作出统筹部署。

　　国务院食品安全办主任、国家食品药品监督管理总局局长毕井泉表示，"十三五"时期是全面建成小康社会的决胜阶段，也是健全严密高效、社会共治的食品药品安全治理体系的关键时期。他认为，"两个规划"在深刻分析当前影响食品药品安全问题的深层次矛盾和突出风险的基础上，严格落实最严谨的标准、最严格的监管、最严厉的处罚、最严肃的问责，突出通过改革创新攻坚克难，统筹规划了"十三五"时期的食品药品安全工作的主要目标任务。

强调治理关口前移、源头把控

"两个规划"强调治理关口前移、源头把控，守住不发生系统性、区域性食品药品安全事件的底线。毕井泉说在食品方面，将开展食用农产品源头治理、实施高毒高残留农药替代行动，使主要农产品质量安全监测总体合格率达到97%以上。同时，还将提高农业标准化水平，支持良好农业规范认证品牌农产品发展。

在药品方面。毕井泉认为，"两个规划"从源头全面提高药品的安全性和有效性，对已批准药品加快推进仿制药质量和疗效一致性评价，批准上市的新药以解决临床问题为导向、具有明显的疗效，改良型新药要体现改良优势。此外，还鼓励研发创新，推进药品上市许可持有人制度试点，推进药品医疗器械注册审评项目政府购买服务试点，对具有临床价值的创新药和临床急需药品实行优先审评审批。

严格落实食品药品全程控制、全链条监管责任

"两个规划"强化食品从农田到餐桌、药品从实验室到医院提出全程控制、全链条监管的要求，严格落实食品药品生产、经营、使用、检测、监管等各环节安全责任。

毕井泉介绍，在食品方面，"两个规划"提出严把食品生产经营许可关；落实地方尤其是县级政府保障食品安全责任，加大对校园、小摊贩等重点区域和对象的日常监管；对冷链贮运等重点环节强化监管；实施餐饮业质量安全提升工程，全面推行"明厨

亮灶"；实施进口食品安全放心工程，推动特色食品加工示范基地建设。

在药品方面，"两个规划"提出加强药品研制、生产、流通、使用环节监管，建立药品档案，实施全生命周期管理制度，可以淘汰长期不生产、临床疗效不确切、安全风险大的品种。同时，规划还提出全面实行基层网格化监管，做到"定格、定岗、定员、定责"，及时排除风险隐患，避免出现监管死角。

守住不发生系统性风险、坚决打击制假售假

"两个规划"突出了食品安全坚持守住不发生系统性风险，药品安全坚决打击制假售假等直接危害广大群众生命健康的行为。

毕井泉强调，针对食品行业"潜规则"问题、药品临床数据造假以及打击惩处力度不足等"老大难"问题，提出了强化专项整治、加强稽查执法、推动行刑衔接、推动食品药品违法行为入罪等措施，所有违法行为都要处罚到自然人。

食品规划提出重点治理超范围超限量使用食品添加剂、使用工业明胶生产食品、使用工业酒精生产酒类食品、使用工业硫磺熏蒸食物、违法使用瘦肉精以及食品制作过程违法添加罂粟壳等物质等10项危害食品安全的"潜规则"和相关违法行为。同时，还完善食品中可能违法添加的非食用物质名单、国家禁用和限用农药名录、食用动物禁用的兽药及其他化合物清单，研究破解"潜规则"的检验方法。

药品规划提出加强临床试验监督检查，严厉打击临床数据造假行为；严肃查处药品生产偷工减料、掺杂使假、擅自改变工艺

生产劣药等违法违规行为。

强化风险监测分析的监管制度

"两个规划"基于"风险管理"理念，建立健全以风险分析为基础的科学监管制度，强化风险监测、风险评估、风险预警和风险交流。

毕井泉说，科学划分食品生产经营风险等级，加强对高风险食品生产经营企业的监督检查；将"米袋子""菜篮子"主要产品纳入监测评估范围；食品污染物和有害因素监测网络覆盖所有县级行政区域并延伸到乡镇和农村，食源性疾病监测报告系统覆盖各级各类医疗机构；同时，还将健全风险交流制度、全面落实药物医疗器械警戒和上市后研究的企业主体责任、对上市产品开展风险因素分析和风险效益评价，建立医疗器械产品风险评估机制和分类目录动态更新机制。

毕井泉强调，"两个规划"均要求全面强化检查检验，食品规划提出对食品生产经营者每年至少检查 1 次；食品安全抽样检验覆盖所有食品类别、品种；市、县级年度抽检计划能够覆盖全部当地生产销售的蔬菜、水果、畜禽肉、鲜蛋和水产品；进口食品监督抽检产品种类实现全覆盖。

药品规划则提出对企业开展质量管理全项目检查，加大注册检查、飞行检查和境外检查频次。"十三五"期间，实现对进口高风险医疗器械产品全覆盖检查、对经营无菌、植入性医疗器械及体外诊断试剂的企业全覆盖检查、对储运有特殊要求的医疗器械经营企业实现每年全覆盖检查。

坚持专业监管　形成社会共治新格局

毕井泉说，"两个规划"均提出加快建立职业化检查员队伍，加强检查员专业培训和教材建设，加强培训考核，鼓励人才向监管一线流动；同时，"两个规划"还要求加强检验检测、检查、监测评价等技术支撑体系建设，运用"互联网+"、大数据等实施在线智慧监管。

毕井泉表示，"十三五"期间，"两个规划"还提出实现食品药品安全治理能力、质量安全水平、产业发展水平和人民群众满意度明显提升的发展目标。同时，"两个规划"还要求要全面落实企业主体责任，严格落实地方政府属地管理责任和部门监管责任，充分发挥市场机制作用，鼓励和调动社会力量广泛参与，加快形成企业自律、政府监管、社会协同、公众参与的共治格局。

推动食品药品违法行为入罪，所有违法行为处罚到自然人

破解食品生产十大潜规则（政策解读）

解读人：国家食品药品监督管理总局局长　毕井泉

采访人：本报记者　林丽鹏

2017 年 02 月 22 日　来源：人民日报

到 2020 年

食品

超 97%

主要农产品质量安全监测总体合格率

超 30%

主要农作物病虫害绿色防控覆盖率

超 40%

农药利用率

▶ 食品检验量每年 4 份 / 千人

▶ 制修订食品安全国家标准不少于 300 项

▶ 制修订、评估转化农药残留限量指标 6600 余项、兽药残留限量指标 270 余项

药品

▶ 制修订药品标准 3050 个

▶ 制修订医疗器械标准 500 项

▶ 每万人口执业药师数超 4 人

▶ 药品定期安全性更新报告评价率 100%

《"十三五"国家食品安全规划》和《"十三五"国家药品安全规划》2 月 21 日对外发布。食品药品安全如何源头治理？制假售假这些"老大难"问题怎样解决？国家食品药品监督管理总局局长毕井泉接受本报记者采访并对规划作出解读。

源头治理：实施高毒、高残留农药替代行动

毕井泉介绍，规划强调治理关口前移、源头把控，守住不发生系统性、区域性食品药品安全事件的底线。

在食品方面，提出开展食用农产品源头治理，实施高毒、高残留农药替代行动，主要农作物病虫害绿色防控覆盖率达 30% 以上，农药利用率达 40% 以上，主要农产品质量安全监测总体合格率达到 97% 以上。提高农业标准化水平，支持良好农业规范认证品牌农产品发展。

药品方面，从源头全面提高药品的安全性和有效性，对已批准药品加快推进仿制药质量和疗效一致性评价，对新申报药品严格审评审批要求。批准上市的新药以解决临床问题为导向、具有明显的疗效，改良型新药要体现改良优势。鼓励研发创新，推进药品上市许可持有人制度试点，加强药品研发数据保护，推进药品医疗器械注册审评项目政府购买服务试点，对具有临床价值的创新药和临床急需药品实行优先审评审批。

全程监管：从农田到餐桌、从实验室到医院全链条可控

如何保障食品和药品从生产端到消费端全链条安全可控？

毕井泉表示，规划对食品从农田到餐桌、药品从实验室到医院提出全程控制、全链条监管的要求。严格落实食品药品生产、经营、使用、检测、监管等各环节安全责任。

食品规划提出严把食品生产经营许可关；落实地方尤其是县级政府保障食品安全责任，加入对校园、小摊贩等重点区域和对象的日常监管；对冷链贮运等重点环节强化监管；实施餐饮业质量安全提升工程，全面推行"明厨亮灶"；实施进口食品安全放心工程，推动特色食品加工示范基地建设。

药品规划提出加强药品研制、生产、流通、使用环节监管，建立药品档案，实施全生命周期管理制度。淘汰长期不生产、临床疗效不确切、安全风险大的品种。全面实行基层网格化监管，做到"定格、定岗、定员、定责"，及时排除风险隐患，避免出现监管死角。

问题导向：重点治理超范围超限量使用食品添加剂，严查药品生产掺杂使假

在食品和药品领域，有一些问题长期存在，比如制假售假，规划将如何解决这些"老大难"问题？

"两个规划突出了食品安全就是要坚持守住不发生系统性风险，药品安全首要是坚决打击制假售假等直接危害广大群众生命健康的行为。"毕井泉说。针对食品行业"潜规则"问题、药品临床数据造假以及打击惩处力度不足等"老大难"问题，提出了强化专项整治、加强稽查执法、推动行刑衔接、推动食品药品违法行为入罪等措施，所有违法行为都要处罚到自然人。

食品规划提出重点治理超范围超限量使用食品添加剂、使用工业明胶生产食品、使用工业酒精生产酒类食品、使用工业硫磺熏蒸食物、违法使用瘦肉精、食品制作过程违法添加罂粟壳等物质、水产品违法添加孔雀石绿等禁用物质、生产经营企业虚假标注生产日期和保质期、用回收食品作为原料生产食品、保健食品标签宣传欺诈等10项危害食品安全的"潜规则"和相关违法行为。完善食品中可能违法添加的非食用物质名单、国家禁用和限用农药名录、食用动物禁用的兽药及其他化合物清单，研究破解"潜规则"的检验方法。

药品规划提出加强临床试验监督检查，严厉打击临床数据造假行为；严肃查处药品生产偷工减料、掺杂使假、擅自改变工艺生产劣药等违法违规行为。

风险管理："米袋子""菜篮子"主要产品纳入监测评估范围

面对食品和药品领域存在的安全风险，怎样让监管工作"跑"在风险前面？

毕井泉表示，规划基于"风险管理"理念，建立健全以风险分析为基础的科学监管制度，强化风险监测、风险评估、风险预警和风险交流。规划提出，科学划分食品生产经营风险等级，加强对高风险食品生产经营企业的监督检查；将"米袋子""菜篮子"主要产品纳入监测评估范围；食品污染物和有害因素监测网络覆盖所有县级行政区域并延伸到乡镇和农村，食源性疾病监测报告系统覆盖各级各类医疗机构；健全风险交流制度；全面落实药物医疗器械警戒和上市后研究的企业主体责任，对上市产品开展风险因素分析和风险效益评价；建立医疗器械产品风险评估机制和分类目录动态更新机制。

规划要求全面强化检查检验，食品规划提出对食品生产经营者每年至少检查 1 次；食品安全抽样检验覆盖所有食品类别、品种；市、县级年度抽检计划能够覆盖全部当地生产销售的蔬菜、水果、畜禽肉、鲜蛋和水产品；进口食品监督抽检产品种类实现全覆盖。药品规划提出对企业开展质量管理全项目检查，加大注册检查、飞行检查和境外检查频次；国家级每年全覆盖检查境内血液制品和疫苗生产企业；每年对 40—60 个进口药品品种开展境外生产现场检查；"十三五"期间，实现对进口高风险医疗器械产品全覆盖检查，对经营无菌、植入性医疗器械及体外诊断试剂的企业全覆盖检查，对储运有特殊要求的医疗器械经营企业实现每年全覆盖检查；省级对本行政区域内药品生产企业生产的基本药物实行全覆盖抽验。

《人民日报》(2017 年 02 月 22 日 02 版)

"十三五",让百姓饮食用药安全无忧

——专访国家食品药品监督管理总局局长毕井泉

2017 年 2 月 23 日　来源：中国医药报

2 月 21 日,《"十三五"国家食品安全规划》和《"十三五"国家药品安全规划》对外发布。两个规划提出,"十三五"期间,实现食品药品安全治理能力、质量安全水平、产业发展水平和人民群众满意度明显提升的发展目标。如何保障老百姓在"十三五"期间饮食用药安全无忧？国家食品药品监督管理总局局长毕井泉接受本报记者采访并对规划作出解读。

坚持源头治理：关口前移　源头把控

问　当前我国仍处于食品药品安全风险隐患凸显和安全事件集中爆发期。如何守住不发生系统性、区域性食品药品安全事件的底线？

答　两个规划强调治理关口前移、源头把控。在食品方面,提出开展食用农产品源头治理,实施高毒、高残留农药替代行动,主要农作物病虫害绿色防控覆盖率达30% 以上,农药利用率达 40% 以上,主要农产品质量安全监测总体合格率达到 97% 以上。提高农业标准化水平，支持良好农业规范认证品牌农产品发展。

药品方面，从源头全面提高药品的安全性和有效性，对已批准药品加快推进仿制药质量和疗效一致性评价，对新申报药品严格审评审批要求。批准上市的新药以解决临床问题为导向、具有明显的疗效，改良型新药要体现改良优势。鼓励研发创新，推进药品上市许可持有人制度试点，加强药品研发数据保护，推进药品医疗器械注册审评项目政府购买服务试点，对具有临床价值的创新药和临床急需药品实行优先审评审批。

坚持全程监管：全程控制　全链条监管

问　食品从农田到餐桌、药品从实验室到医院都要经过诸多环节。如何保证食品药品在此过程中安全可控？

答　规划对食品从农田到餐桌、药品从实验室到医院提出全程控制、全链条监管的要求。严格落实食品药品生产、经营、使用、检测、监管等各环节安全责任。

食品规划提出严把食品生产经营许可关；落实地方尤其是县级政府保障食品安全责任，加大对校园、小摊贩等重点区域和对象的日常监管；对冷链贮运等重点环节强化监管；实施餐饮业质量安全提升工程，全面推行"明厨亮灶"；实施进口食品安全放心工程，推动特色食品加工示范基地建设。

药品规划提出加强药品研制、生产、流通、使用环节监管，建立药品档案，实施全生命周期管理制度。淘汰长期不生产、临床疗效不确切、安全风险大的品种。规划提出全面实行基层网格化监管，做到"定格、定岗、定员、定责"，及时排除风险隐患，避免出现监管死角。

坚持问题导向：专项整治　推动行刑衔接

问　针对食品行业"潜规则"、药品临床数据造假以及打击惩处力度不足等"老大难"问题，规划提出了哪些具体解决方案？

答　规划提出了强化专项整治、加强稽查执法、推动行刑衔接、推动食品药品违法行为入罪等措施，所有违法行为都要处罚到自然人。

食品规划提出重点治理超范围超限量使用食品添加剂、使用工业明胶生产食品、使用工业酒精生产酒类食品、使用工业硫磺熏蒸食物、违法使用瘦肉精、食品制作过程违法添加罂粟壳等物质、水产品违法添加孔雀石绿等禁用物质、生产经营企业虚假标注生产日期和保质期、用回收食品作为原料生产食品、保健食品标签宣传欺诈等10项危害食品安全的"潜规则"和相关违法行为。完善食品中可能违法添加的非食用物质名单、国家禁用和限用农药名录、食用动物禁用的兽药及其他化合物清单，研究破解"潜规则"的检验方法。

药品规划提出加强临床试验监督检查，严厉打击临床数据造假行为；严肃查处药品生产偷工减料、掺杂使假、擅自改变工艺生产劣药等违法违规行为。

坚持风险监管：全面强化检查检验

问 面对食品药品安全领域存在的各种风险，如何实现让监管跑在风险前面？

答 规划基于"风险管理"理念，建立健全以风险分析为基础的科学监管制度，强化风险监测、风险评估、风险预警和风险交流。

规划提出，科学划分食品生产经营风险等级，加强对高风险食品生产经营企业的监督检查；将"米袋子""菜篮子"主要产品纳入监测评估范围；食品污染物和有害因素监测网络覆盖所有县级行政区域并延伸到乡镇和农村，食源性疾病监测报告系统覆盖各级各类医疗机构；健全风险交流制度；全面落实药物医疗器械警戒和上市后研究的企业主体责任，对上市产品开展风险因素分析和风险效益评价；建立医疗器械产品风险评估机制和分类目录动态更新机制。

规划要求全面强化检查检验，食品规划提出对食品生产经营者每年至少检查1次；食品安全抽样检验覆盖所有食品类别、品种；市、县级年度抽检计划能够覆盖全部当地生产销售的蔬菜、水果、畜禽肉、鲜蛋和水产品；进口食品监督抽检产品种类实现全覆盖。药品规划提出对企业开展质量管理全项目检查，加大注册检查、飞行检查和境外检查频次；国家级每年全覆盖检查境内血液制品和疫苗生产企业；每年对40—60个进口药品品种开展境外生产现场检查；"十三五"期间，实现对进口高风险医疗器械产品全覆盖检查，对经营无菌、植入性医疗器械及体外诊断试剂的企业全覆盖检查，对储运有特殊要求的医疗器械经营企业实现每年全覆盖检查；省级对本行政区域内药品生产企业生产的基本药物实行全覆盖抽验。

坚持专业监管：加快建立职业化检查员队伍

问　保障百姓饮食用药安全无忧，专业化监管至关重要。规划对此提出了哪些举措？

答　在完善标准方面，食品规划提出制修订不少于300项食品安全国家标准，制修订、评估转化农药残留限量指标6600余项、兽药残留限量指标270余项。药品规划提出继续开展药品标准提高行动计划，修订完成国家药品标准3050个、医疗器械标准500项。

在专业人才队伍建设方面，两个规划提出加快建立职业化检查员队伍。加强检查员专业培训和教材建设，加强培训考核，鼓励人才向监管一线流动。监管人员专业化培训时间人均不低于40学时/年。药品规划提出探索创新药品医疗器械审评机构体制机制和法人治理模式，建设国家级审评中心，建立以临床为核心的药品医疗器械审评机制。

在专业能力建设方面，两个规划要求加强检验检测、检查、监测评价等技术支撑体系建设，推进基层监管能力标准化建设，加强科技支撑，运用"互联网+"、大数据等实施在线智慧监管。

坚持社会共治：社会力量广泛参与

问 保障食品药品安全如何凝聚更多人的力量？

答 要全面落实企业主体责任，严格落实地方政府属地管理责任和部门监管责任，充分发挥市场机制作用，鼓励和调动社会力量广泛参与，加快形成企业自律、政府监管、社会协同、公众参与的共治格局。两个规划要求完善食品药品安全信息公开制度，及时发布行政许可、抽样检验、监管执法、行政处罚等信息，开展部门联合激励和惩戒；畅通投诉举报渠道，落实举报奖励政策，鼓励社会监督。食品规划还提出深入开展"双安双创"行动，在约100个城市开展国家食品安全示范城市创建行动，在约1000个"菜篮子"产品主产县开展国家农产品质量安全县创建行动。

织密食药监管网络
护航"舌尖上的安全"

——解读"十三五"国家食品和药品安全规划四大亮点

2017-02-21 21:48:26 来源：新华社

新华社记者 陈聪、刘硕

加强食品药品安全监管，关系全国 13 亿多人"舌尖上的安全"，关系广大人民群众身体健康和生命安全。

国务院近日印发《"十三五"国家食品安全规划》和《"十三五"国家药品安全规划》，从坚持关口前移、源头把控，到细化全过程控制、全链条监管，再到一系列安全监管行动计划蓄势待发，食品和药品安全规划进一步织密食品药品"安全网"，为老百姓饮食用药安全拉好"高压线"。

亮点一：从"明厨亮灶"到网络订餐，严格源头治理、加强过程监管

当前全国食品药品安全形势稳定向好，但监管体制有待完善，生产经营"小散乱"、食药材源头污染等问题仍存。

对此，食品和药品安全规划对食用农产品"从农田到餐桌"、

药品医疗器械"从实验室到医院"提出全过程监管、全链条追溯等要求，严格落实食品药品生产、经营、使用、检测、监管等各环节安全责任。

食品安全规划提出，获得许可证的餐饮服务单位全面推行"明厨亮灶"；严格互联网食品经营、网络订餐等新业态监管，落实网络平台食品经营资质审核责任。药品安全规划提出，建立药品档案，全面落实药物医疗器械警戒和上市后研究的企业主体责任。

国家行政学院副教授胡颖廉认为，全过程监管的核心是加强横向政策衔接，在加强研制、生产、流通、使用环节监管的基础上，建立实施全生命周期管理制度。

源头治理是确保食品安全底线的重要一环。规划提出开展食用农产品源头治理，主要农产品质量安全监测总体合格率达到97%以上；从源头全面提高药品的安全性和有效性，对已批准药品加快推进仿制药质量和疗效一致性评价，对新申报药品严格审评审批要求。

国家食品药品监督管理总局食监二司有关负责人表示，食药监总局将积极加强与农业部等部门在制度衔接、监管合作和信息共享等方面的沟通协作，不断提升食品安全源头治理水平。

亮点二：剑指"潜规则""老大难"，严惩造假、处罚到人

近年来，各地食药监部门查处一系列制售假劣食品药品的案件，工业明胶制售食品、"小作坊"仿冒名牌调料、网售美容减肥假药等问题备受关注。"十三五"时期，进一步强化监管、震慑违法行为势在必行。

针对食品行业使用工业酒精生产酒类食品、使用工业硫磺熏蒸食物、违法使用瘦肉精等"潜规则"问题，以及药品临床数据造假、打击惩处力度不足等"老大难"问题，食品和药品安全规划提出强化专项整治、加强稽查执法、推动行刑衔接、推动食品药品违法行为入罪等措施，强调所有违法行为都要处罚到人。

食药监总局稽查局有关负责人表示，"十三五"期间，将继续集中力量查办大案要案，对食品违法的重点领域、重点环节和重点问题加大稽查执法力度，积极推动食品掺杂使假行为入刑，加大对自然人的惩戒。

亮点三：从全覆盖抽检到全项目检查，加强风险管理、制定行动计划

"十二五"时期，我国在食品药品风险评估、监测和通报、查处等方面取得显著成效，检查检验形式创新得到强化，但与公众期待还有一定距离。

让监管"跑"在风险前面，让成果对接百姓期待，加强食品药品安全监管只有起点，没有终点。食品和药品安全规划提出建立健全以风险分析为基础的科学监管制度，强化风险监测、风险评估、风险预警和风险交流，对所有类别和品种的食品、血液制品和疫苗、基本药物实行全覆盖抽检，每年对 40—60 个进口药品品种开展境外生产现场检查。

胡颖廉认为，下一步应全面强化现场检查，重点围绕行为规范、工艺合规、数据可靠等方面，对企业开展质量管理全项目检查。

专家指出，随着食品安全抽检工作体系不断完善，计划制

定、抽样检验、信息公布、核查处置与统计分析的工作闭环业已形成，食品安全风险管理体系建设将成为下一步食品安全工作的一大重点。

亮点四：制国标强监管带队伍，提高标准、智慧监管

食品和药品安全规划着力完善标准制修订，让"舌尖上的安全"不再遭受标准缺失之痛。

食品规划提出建立最严谨的食品安全标准体系，实施食品安全国家标准提高行动计划，制修订不少于 300 项食品安全国家标准，制修订农药残留限量指标 3987 项。药品规划提出继续开展药品标准提高行动计划，制修订完成国家药品标准 3050 个、医疗器械标准 500 项。

中国农业大学副教授朱毅认为，目前我国农药残留标准与国际组织和欧盟、日本相比，不仅农药种类少，农药残留指标更少。加快食品安全国家标准制修订，既是对消费者的健康保护，也是对农业竞争力的保护。

同时，食品和药品安全规划提出，在建立职业化检查员队伍基础上，还将加强检验检测、监测评价等技术支撑体系建设，加强科技支撑，运用"互联网+"、大数据等实施在线智慧监管。

朱毅就此指出，"互联网+食品"已经成为食品执业和售卖新业态，加强"互联网+"方式的监管，不仅是高科技监管方式的体现，更是和监管对象相匹配的监管设置。(参与记者：鹿永建、刘诗平、吕诺、王宾)

胡颖廉：我国食品安全形势总体稳定向好　共治共享食品安全

2017-02-22 10:11:37　来源：新华网

新华网北京2月22日电（李楠）　近日，国务院印发《"十三五"国家食品安全规划》（以下简称《规划》）对于如何科学理解《规划》，国家行政学院副教授胡颖廉表示，"当前我国食品安全问题处于'多期叠加'的特殊阶段，《规划》作为2016—2020年我国食品安全工作的纲领性文件，值得深入阐释"。

"十二五"时期　我国食品安全形势总体稳定向好

数据显示，"十二五"时期，人民群众饮食安全得到切实保障。与此同时，依然存在一些深层次矛盾。"十二五"期间，全国查处食品安全违法案件约95.8万件，侦破食品安全犯罪案件8万余起。

胡颖廉说，《规划》专门列举超范围超限量使用食品添加剂、水产品违法添加孔雀石绿等禁用物质、用回收食品作为原料生产食品、保健食品标签宣传欺诈等10类危害食品安全"潜规则"

和相关违法行为。

对此，胡颖廉建议各级食品药品监管部门要全面落实"四个最严"要求，坚持源头严防、过程严管、风险严控；促进各地落实"四有两责"；全面落实企业食品安全主体责任；充分发挥市场机制作用，鼓励和调动社会力量广泛参与。

提升治理能力、产业发展、安全水平三大维度

据了解，《规划》围绕治理能力、产业发展、安全水平三大维度，提出了11个方面的重点工作，目的是显著提升人民群众食品安全满意度。对此，《规划》提出将食品安全标准嵌入产业发展和监管体系，以专栏形式明确"食品安全国家标准提高行动计划"，发挥标准的基础作用。

胡颖廉说，《规划》首次提出整合食品安全监管、稽查、检查队伍，建立以检查为统领，集风险防范、案件调查、行政处罚、案件移送为一体的行政执法工作体系。

《规划》强调加快构建以食品安全法为核心的法律法规体系，尤其是推进农产品质量监管、农药管理、土壤污染防治、肥料管理等相关法律制度建设，推动各地加快食品生产加工小作坊、食品摊贩和小餐饮等地方性法规规章制订，提升技术支撑能力以及职业化检查员队伍的要求。

胡颖廉认为，食品安全水平提升，需要形成全链条、全品种、全模式监管体系。《规划》要求合理划分国家、省、市、县食品检查事权，严格生产经营环节现场检查，严格网格化监管，到"十三五"末期，县、乡100%完成食品安全网格划定。

"食品产业健康发展，聚焦市场机制、社会共治、地方政府属地责任三方面。"胡颖廉表示，《规划》坚持寓最严监管于最优服务，深化"放管服"改革，实现食品安全社会效益与经济效益相结合。此外，《规划》还首次提出"社会共治推进计划"，畅通投诉举报渠道，增强消费者食品安全意识和自我保护能力；深入开展"双安双创"行动，鼓励各地提升食品安全监管能力和水平。

政府激发社会活力　共治共享食品安全

胡颖廉说，《规划》在指导思想中提出，加快建立食品安全现代化治理体系，推进健康中国建设。他认为，"过去，食品安全被作为单纯的监管工作。在总体国家安全观框架下，其不再局限于微观产品质量安全和个体健康范畴，而是不特定多数人的公共安全"。这就要求我们重视食品安全治理的系统性、协同性和前瞻性，真正形成各层级政府间、各部门间合力。

长期以来，人们对监管和产业的关系一直有不同认识，政策实践也经历过一些曲折。发达国家上百年食品安全治理经验表明，产业和监管不是对立关系，强大的产业和强大的监管互为支撑。

据了解，《规划》还多次强调市场的决定性作用。例如扩大食品安全责任保险试点，利用企业投入和社会资本统筹支持食品安全创新工作，基于食品企业信用档案开展部门联合激励和惩戒等。

胡颖廉表示，所谓强大的产业，并不是政府一味帮企业办事，促产量规模增长，而是通过政策手段优化产业结构，提升产业素质，夯实产业基础，助推食品产业供给侧结构性改革；所谓强大的监管，也不是把产业"管死"，而是以市场机制倒逼监管效能，把产业进步作为监管升级的源头活水。

　　《规划》专门将社会共治格局单列一章，提倡各方协同推进食品安全治理现代化。胡颖廉表示，食品安全具有最广泛的命运共同体，风险的多样性决定了治理主体和治理手段的多元化。胡颖廉说，过去把社会共治作为政府监管体系的补充，现在看来要将企业责任、行业自律、媒体监督、消费者参与提升到与政府监管相并列的高度。

胡颖廉：提高药品质量安全水平维护公众健康

2017-02-22 10:31:36 来源：新华网

新华网北京 2 月 22 日电（李楠） 近日，国务院印发《"十三五"国家药品安全规划》（以下简称《规划》）。国家行政学院副教授胡颖廉表示，现阶段我国药品保障体系正处于从安全向质量过渡的关键时期，能否在守住安全底线的基础上向提高药品质量迈进，已成为维护公众健康和提升监管效能的主要因素。《规划》作为 2016—2020 年我国药品安全工作的纲领性文件，有诸多亮点值得把握。

以提升药品质量为中心目标

据了解，新中国成立后尤其是改革开放近 40 年来，我国建立起较为完备的药品供应保障体系，基本解决了人民群众缺医少药问题，药品监管体系也不断完善。胡颖廉说，《规划》从四个方面明确"十三五"时期药品安全工作的基本原则：

第一，落实以人民为中心的发展理念，通过保障公众用药安全、有效和可及,来维护和促进公众健康。

第二,转变政府职能,坚持"放管服"相结合,深化药品审评审批改革,寓最严监管于最优服务。

第三,实施创新驱动战略,鼓励企业以临床价值为导向研发新药,从本质上提高药品质量。

第四,严字当头,强化全过程全生命周期的最严监管体系,完善统一权威的监管体制,推进药品监管法治化、标准化、专业化、信息化。

胡颖廉建议,新目标和新理念要求下一阶段药品监管政策作相应调整,从关注企业发展向优化产业整体结构转变;从传统的线性监管模式向市场嵌入型监管手段转变。他说,食品监管侧重安全,药品监管追求质量,注重两项工作的差异性;看到医药产业具有的社会效益和经济效益双重性,等等。

将药品安全融入相关政策

胡颖廉表示,随着健康融入国家相关政策,药品安全同样不应局限于微观个体范畴,需要跳出安全看安全,超越监管谈监管。只有将药品安全融入相关政策领域,才能真正实现药品治理现代化。

健康是促进人类全面发展的必然要求,药品是健康的物质基础。药品产业贯穿从实验室到医院的全链条,必须强调各环节政策的系统性和协同性。首先,要明确药品安全在健康中国战略中的地位。

胡颖廉认为,针对当前药品临床试验不规范,制药产业结构不优，药品流通秩序混乱，不合理用药现象突出等问题，规划充分借助大健康政策的包容性优势，坚持医疗、医保、医药联动改革，围绕药品安全"产""管""本"等因素提出有针对性的解决措施，从整体治理高度优化药品政策体系。

其次，将药品监管作为公共安全服务向全民提供。在风险社会语境中，药品安全是不特定多数人的公共安全。胡颖廉说，"这就要求各级地方政府严格落实'四有两责'，将保障药品安全作为一项公共安全服务向民众提供"。

再次，推动医药产业供给侧结构性改革。胡颖廉表示，"发达国家经验表明，强大的产业与强大的监管互为支撑"。

《规划》明确将"鼓励研制创新，全面提升质量，增加有效供给，保障人民群众用药安全，推动我国由制药大国向制药强国迈进"作为指导思想；将提高药品质量，提升药品医疗器械标准，完善审评审批体系作为主要发展目标；围绕新药一定要"新"、仿制药一定要"同"两大关键。

对此，胡颖廉建议，创新是引领发展和监管的第一动力，医药产业必须以解决临床问题为导向实施创新驱动战略。

产业发展、治理能力、质量安全三大任务

胡颖廉透露，在发展目标方面，《规划》根据"基础—保障—目标"的逻辑架构，围绕医药产业发展、药品治理能力、药品质量安全水平三方面展开，目的是显著提升人民群众药品安全满意度。

《规划》坚持用市场机制倒逼企业的内生积极性，重申了国

务院 44 号文要求，明确 2018 年实现按规定时限审批，并提出健全审评质量控制体系，完善适应症或预期用途团队审评、项目管理人、专家咨询委员会与技术争议解决等机制。胡颖廉认为，一是分批分期推进仿制药质量和疗效一致性评价，二是深化审评审批制度改革。

胡颖廉说，《规划》始终遵循药品安全科学规律，从全过程监管和全面能力建设两方面提升治理能力。全过程监管的核心是加强横向政策衔接，全面能力建设的关键是科学划分纵向事权。同时强化审评审批、检查核查、检验检测、监测评价等体系建设，形成智慧监管能力。重点构建国家、省、市、县四级检查体系，建立职业化检查员队伍。

《规划》提出"十三五"时期要制修订国家药品标准 3050 个，制修订医疗器械标准 500 项；其次是强化检验检测体系，及时收集药品安全信号，防范系统性风险。胡颖廉表示，"具体到药品治理领域，表现为法规标准建设、监督抽检、风险监测等工作"。

《规划》明确国家级每年对 120—140 个高风险药品品种开展监督抽检，省级对本行政区域内生产企业生产的基本药物全覆盖抽检。再次，强化监测评价体系建设，检查督促企业落实监测主体责任。胡颖廉建议，科学标准是商业行为起点和政府决策基础，完善标准是最重要的基础设施。